科学降压

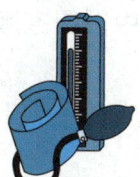

高血压衣食住行健康管理

唐明 著

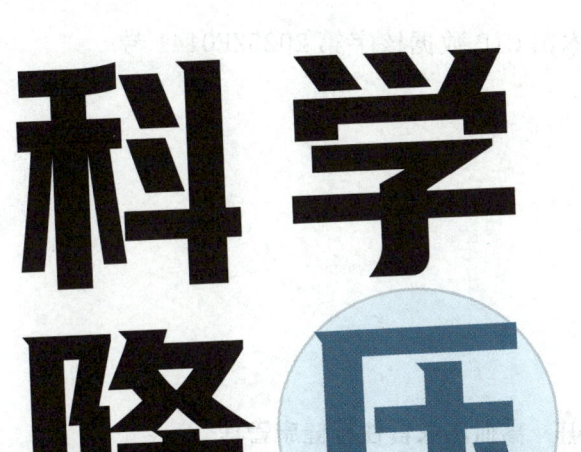

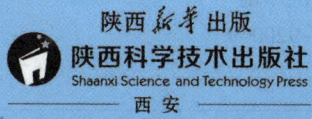

陕西新华出版

陕西科学技术出版社
Shaanxi Science and Technology Press

西安

图书在版编目（CIP）数据

科学降压：高血压衣食住行健康管理 / 唐明著.
西安：陕西科学技术出版社，2025.1. -- ISBN 978-7
-5369-9200-9

Ⅰ．R544.1

中国国家版本馆 CIP 数据核字第 2025ZE0141 号

科学降压：高血压衣食住行健康管理
KEXUE JIANGYA：GAOXUEYA YISHIZHUXING JIANKANG GUANLI

唐　明　著

责任编辑	高　曼
封面设计	袁丽静

出 版 者	陕西科学技术出版社
	西安市曲江新区登高路 1388 号陕西新华出版传媒产业大厦 B 座
	电话（029）81205187　　传真（029）81205155　　邮编 710061
	http://www.snstp.com
发 行 者	陕西科学技术出版社
	电话（029）81205180　81205178
印　　刷	三河市双升印务有限公司
规　　格	710 mm×1000 mm　　　　16 开本
印　　张	16
字　　数	260 千字
版　　次	2025 年 1 月第 1 版
	2025 年 1 月第 1 次印刷
书　　号	ISBN 978-7-5369-9200-9
定　　价	98.00 元

版权所有　翻印必究

前言
PREFACE

你知道你的血压为什么不知不觉就高了吗？

你知道高血压病为什么越来越年轻化了吗？

你知道你吃进去的每一口食物都可能影响你的血压吗？

……

随着现代生活方式的变化，越来越多的人正受着高血压的困扰，但这并未引起人们的足够重视。高血压不仅是一种慢性疾病，还与许多致命的心脑血管疾病密切相关。长期忽视高血压的管理，可能导致严重的并发症，如心脏病、肾功能衰竭和中风等。可以说，及时了解高血压的成因，做好自我健康管理，是每个高血压患者及其家属的重要任务。

本书从多个角度详细阐述了高血压的基本知识、诊断标准以及如何在日常生活中控制血压。首先，从"血压是什么"谈起，解答了许多日常血压测量中的疑惑，帮助读者建立对血压的基本认识。其次，聚焦于高血压的危害，深入探讨了如何通过科学的手段预防高血压和控制高血压的发展，明确了高血压的三级分级及其临床意义。再次，分别从健康饮食和合理运动方面强调非药物控压的方法和重要性，并讨论了如何在日常生活中管理高血压，特别是应对情绪波动、季节变化、加班、睡眠质量欠佳等情境，帮助患者学会与高血压和平共处。对于药物治疗的必要性和选择，进一步详细说明了何时该采取药物干预、如何挑选合适的降压药，以及常见药物之间的联用禁忌。最后，针对高血压的常见并发症以及特殊人群

（如糖尿病患者、妊娠期女性等），提出了专门的管理建议。

　　本书的目的不仅在于解答高血压患者的疑问，更重要的是帮助患者学会科学管理血压，提高生活质量。本书希望为每一位高血压患者提供有用的指导，使他们能够在生活中掌握自己的健康状态，避免并发症的发生。无论是刚刚确诊的患者，还是正在接受治疗的患者，本书都将是你在管理血压之路上的重要伙伴。

目录 CONTENTS

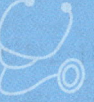

01 当高血压悄悄"找上门" ·········· 001

血压是什么？为什么要量血压？·········· 002
为什么血压会发生异常？·········· 004
根本无症状，怎么血压不知不觉就高了？·········· 007
小孩子也会得高血压吗？·········· 010
为什么一到医院测量，血压就高了？·········· 013
血压高就是高血压了吗？·········· 015
贫血不是应该血压低吗，为什么反倒高了？·········· 018
自测血压有点儿高，需要服药吗？·········· 021
自测血压时高时低，是正常的吗？·········· 023
高血压与肥胖有关吗？·········· 025
有高血压家族史的人一定会得高血压吗？·········· 027

02 高血压危害大，科学防控很重要 ·········· 029

得了高血压，还能逆转吗？·········· 030
怎样确定高血压的3个级别？·········· 032
确诊高血压后，有必要配合医生随访吗？·········· 034
一天当中，什么时候测血压最准确？·········· 037
单纯低压高，该怎么控制？·········· 040
脉压增大该怎么控制？·········· 043
患者有必要监测24小时动态血压吗？·········· 046
除血压高外无其他症状，需要查肝功能吗？·········· 048
肾脏一直没问题，得了高血压也需要查吗？·········· 050
高血压患者需要定期做心电图吗？·········· 052

得了高血压，医生为什么建议拍胸片？ …… 054
眼睛模糊，看不清东西，是血压失控造成的吗？ …… 056
高血压患者降压越快越好吗？ …… 058

03 高血压的防与治，健康饮食是关键 …… 061

饮食疗法真的管用吗？ …… 062
"低盐"是什么概念？不吃盐可以吗？ …… 064
已经严格控盐了，为什么血压还是高？ …… 066
低盐也能烹出美味吗？ …… 068
植物油是高血压患者的正确选择吗？ …… 071
多喝水真的能控制血压升高吗？ …… 074
外出就餐，高血压患者该如何自救？ …… 077
芹菜真的可以降血压吗？ …… 079
吃素食，血压还会高吗？ …… 082
高血压患者能喝酒吗？ …… 085
玉米须水这种偏方可信吗？ …… 088
高血压患者不能吃蛋黄吗？ …… 090
多喝醋能降血压吗？ …… 092
牛奶会不会让血压升高？ …… 094
想吃肉又怕血压升高，怎么办？ …… 096
高血压患者想吃零食怎么办？ …… 098

04 迈开腿，控好血压少受罪 …… 101

不爱运动的人更容易患高血压吗？ …… 102
高血压患者适合有氧运动还是无氧运动？ …… 104
高血压患者能做哪些减重运动？ …… 106
高血压患者能不能饭后健步走？ …… 109
哪些高血压患者不适合运动？ …… 111
什么是心肺功能运动试验？有必要做吗？ …… 114
运动前后是否需要服用降压药？ …… 116

出了汗才算有效运动吗? ……………………………………………118
做家务能代替运动吗? ………………………………………………120
做运动需不需要看天气? ……………………………………………122
有效的室内运动有哪些? ……………………………………………125
高血压患者能爬山吗? ………………………………………………128
如何应对运动时可能出现的不良反应? ……………………………131
没有时间运动怎么办? ………………………………………………134
规范运动能完全逆转病情吗? ………………………………………136

05 在生活中,学会和高血压"和平共处" ………………139

生活中哪些客观情境会引起血压波动? ……………………………140
为什么情绪不稳定会让血压飙升? …………………………………143
高血压患者如何平稳地度过一年四季? ……………………………146
得了高血压后为什么要戒烟? ………………………………………149
高血压患者体重突然下降,是好是坏? ……………………………152
睡眠不好也会影响血压吗? …………………………………………155
高血压患者可以蒸桑拿吗? …………………………………………158
洗冷水澡能降血压,这是真的吗? …………………………………161
加班对高血压患者有影响吗? ………………………………………163
高血压患者能开车吗? ………………………………………………166
高血压患者可以旅游吗? ……………………………………………168
夜间打鼾也能引起高血压吗? ………………………………………171
高血压患者有必要接受心理干预吗? ………………………………174

06 药物降压,该出手时就出手 …………………………177

什么情况下就该使用药物干预了? …………………………………178
哪些情况下不需要服用降压药? ……………………………………181
血压已经平稳,能不能停药? ………………………………………184
有没有能根治高血压的药物? ………………………………………187
降压药太多了,怎么挑选适合自己的? ……………………………190

什么时间段服用降压药效果最好？……193
降压药不宜与哪些药物联用？……196
几天没吃药，为什么感觉不到血压升高呢？……199
血压一到夏天就正常了，还需要服药吗？……201
为什么感觉药效越来越弱了？……203
中药能调控血压吗？……206
可以中西医结合治疗高血压吗？……208
高血压患者需要每年输液保护血管吗？……211

07 并发症和特殊人群的那些事 213

高血压患者一定会得并发症吗？……214
哪几种并发症常常结伴而行？……217
出现高血压危象怎么办？……220
高血压为什么会出现恶性急症？……222
高血压合并糖尿病怎么办？……225
高血压合并慢性肾衰竭怎么办？……228
高血压合并心力衰竭不能多喝水吗？……231
难治性高血压患者还有得救吗？……234
妊娠期高血压会伴随终身吗？……237

后 记 239

01

当高血压悄悄"找上门"

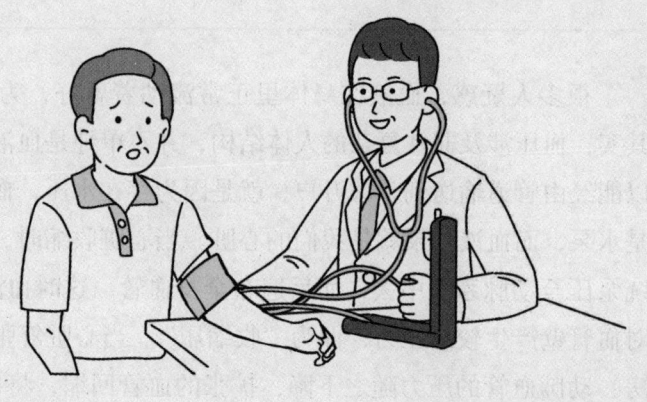

血压是什么？
为什么要量血压？

一向很少得病的吴女士得了重感冒，一个星期不见好转，便去医院咨询，向医生说明病情后，医生开具了一些常规的化验单，比如血常规、流感基因检测等，最后医生又询问了她的血压情况，但她一向健康，从没有关注过这方面的问题，自然回答不上来。医生看了看她的年纪，说了一句："这个年纪怎么能不定期测量血压呢？"吴女士愣了一下，心想自己只有40岁啊，一直身体健康，难道要像老年人一样每天测量血压吗？

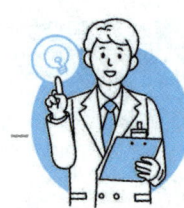

快问快答

问 血压是什么？正常人也需要测量血压吗？

答：血压即指血液在血管流动时对血管壁产生的压力。

很多人疑惑，血液在身体里正常流动着就好，为什么要关注血压的问题？其实，血压涉及非常复杂的人体结构，并不单纯是血液流动的问题。自来水之所以能经由管道输送到千家万户，就是因为存在水压，血液也一样。水压的来源就是水泵，而血液的泵就是我们的心脏。当心脏收缩时，血液源源不断地从静脉系统泵压至动脉系统中去，而后遍布全身血管，这时血液充满了血管，血管扩张，对血管壁产生较高压力，即为"收缩压"。当心脏舒张时，输出的血液回到右心房，动脉血管的压力随之下降，扩张的血管回缩，将血液打入各个毛细血管中，这时，血液对血管壁的压力有所下降，即为"舒张压"。收缩压和舒张压就是我们进行血压测量时得到的高压值和低压值，二者之间的差值就是"脉压"。

01 当高血压悄悄"找上门"

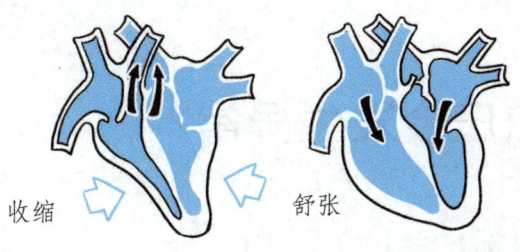

收缩　　　　舒张

血压作为人体健康的一种指标，正常人有必要定期测量血压。

高血压在早期往往没有明显症状，因此又被称为"无声的杀手"。如果不定期监测血压，血压可能会在不知不觉中升高，直到出现严重的并发症，如心脏病、中风等时，才能被发现。而定期测量血压，可以及早发现高血压或低血压的问题，避免疾病的进一步发展。

高血压是导致心脏病、脑卒中、动脉硬化等心血管疾病的主要风险因素之一。通过测量血压，我们能够及时采取预防措施，从而降低心血管疾病的发病风险。

测量血压可以帮助我们了解日常生活对健康的影响。饮食、运动、压力、情绪变化以及睡眠质量都可能影响血压水平。定期测量血压，可以帮助人们更好地了解自己的健康状态，并采取相应措施改善生活习惯。

因此，即便没有心血管疾病的正常人也需要定期测量血压。

知识拓展

血压的测量单位

血压的测量单位是毫米汞柱（mmHg）。这是指血压可以支撑汞柱上升的高度，以mm为单位。血压值中的高压（收缩压）和低压（舒张压）都是用mmHg来表示的。例如，"120/80 mmHg"表示在心脏收缩时，血液推动血管壁的压力能够支撑120 mm高的汞柱；在心脏舒张时，血压能够支撑80 mm高的汞柱。

为什么血压会发生异常？

42岁的小陈被诊断为原发性高血压，按照医嘱，他需要每天吃降压药，并且每天监测血压。他怎么也没想到，身体各项指标都很正常的自己会得高血压。在他的认知里，高血压就像是一种身体机能退化病，即身体某项机能出了问题，或者机能老化，才会得高血压。可自己身体倍儿棒，吃啥啥香，一次能拎两桶水，血压怎么就失控了呢？

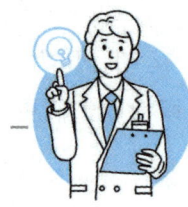

快问快答

问：小陈这样的例子并不少，很多人突然被诊断为高血压时接受不了，经常会问医生，血压怎么就失控了呢？

答：事实上，医学发展到今天，也没能解释血压为什么会失控。

正是因为无法解释绝大多数高血压的确切病因，才有了"原发性高血压"这个名词，即把一切不明原因的高血压归结为"原发性"。事实上，高血压患者中，有95%属于原发性高血压，而剩下的5%，则是由其他疾病引发的，为了与"原发性"相呼应，这类高血压被称为"继发性高血压"。

目前，虽然原发性高血压的病因尚不明确，但医学界一直不遗余力地研究如何维持血压的稳定，这对于防控高血压非常有利。

01 当高血压悄悄"找上门"

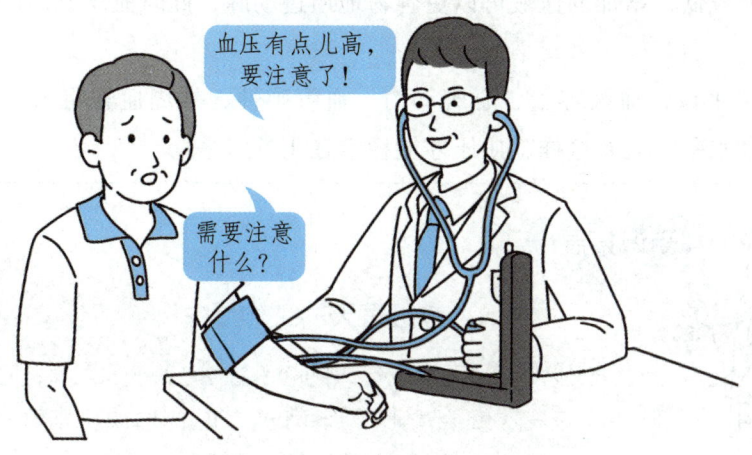

维持血压稳定并不容易，它需要多方的配合。

1. 血液容量

如果一个人大量失血，血管撑不起来，血压自然就会降低。相反，如果肾脏出了问题，不能把机体内多余的盐分和水分排出，血压就会因血管里的液体过多而升高。

2. 心脏每搏输出量

每搏输出量是指心脏每次收缩时泵出的血液量。如果心脏动力强劲，在收缩时泵出更多的血液，动脉中的压力就会上升，从而增加收缩压。相反，如果每搏输出量减少，进入动脉的血液量减少，收缩压也会相应降低。

3. 动脉血管的弹性

每搏输出量的增加会迫使动脉扩张，从而使动脉承受更大的压力。如果动脉弹性良好，它可以有效地扩展，以容纳增加的血液流量，限制收缩压的升高。但如果动脉硬化或弹性降低，血管不能很好地扩展，就会导致收缩压大幅升高。

4. 外周阻力

外周血管（除了心脑血管以外的血管，包括四肢、头颈部、躯干的动静脉血管）的阻力，即外周阻力，也会影响收缩压。如果每搏输出量增加而血管阻力也较高，动脉内的压力会上升得更多，因为血液流动受阻。相反，如果血管阻力较低，增加的血液可以更容易地通过动脉，此时血压升高的幅度相对较小。

简单来说，血液容量、心脏动力、血管弹性、外周血管阻力等都需要维持在正常水平，只有这样，血压才能稳定在正常水平。

知识拓展

心脏每天的工作量

一般来说，正常成年人的心脏重 200～300 g，心脏每收缩一次就会输出 70～100 mL 的血液。如果一个成年人安静不动，其心脏大约每分钟收缩 70 次，那么算下来，心脏一天所输送的血液竟有 7～10 t！这个工作量真是不可小觑。

根本无症状，怎么血压不知不觉就高了？

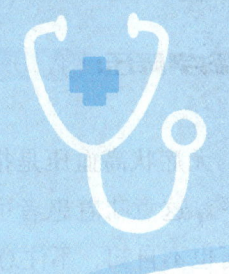

张先生是一位39岁的都市白领，生活、工作压力不小，身体不算多健壮，但并没有明显不适症状。偶然有一次，一位患有高血压的同事带来一部便携式电子血压测量仪。在好奇心的驱使下，张先生尝试测量了一次血压，没想到结果令他大为震惊——仪器显示他的血压达到了很高的水平（收缩压超过160 mmHg，舒张压超过100 mmHg）。为了防止操作有误，他特意多测量了几次，结果都显示血压异常。

第二天，张先生去了医院测量，被正式确诊为高血压。他对此十分不解，自己无高血压家族史，从没有头痛、头晕、恶心、视力模糊等任何高血压症状。如果不是心血来潮测量了一次血压，他甚至不知道自己得了这种病。

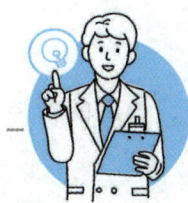

快问快答

问　那么，像这种平时无症状，只是在测量时显示血压较高的情况，真的算作患了高血压吗？为什么血压会不知不觉地就高了呢？

答：平时无高血压症状，只是在测量时显示血压较高，在医学上被称为"无症状高血压"。

无症状高血压是指患者在没有明显症状的情况下,血压持续升高到高血压水平。这意味着患者可能不会出现头痛、头晕、胸闷等明显症状,即便患了高血压也不自知、不注意、不控制,甚至不治疗,以致引发更严重的问题。

众所周知,长期的高血压状态会增加患心脑血管疾病的风险,比如心脑血管硬化,那么患者在进行高强度的运动或情绪激动时,就容易遇到危急情况。因此,尽管没有明显的症状,患者仍然需要定期测量血压并接受医生的监测和建议,以及采取必要的措施来控制血压。

血压不知不觉升高不是什么新鲜事,常见的诱因如下。

1. 年龄和遗传

年龄和遗传几乎是导致高血压的不可抗力。随着年龄的增长,血管弹性下降,血压便会逐渐升高。家族中有高血压病史的人也更容易罹患高血压。

2. 一日三餐

饮食是让当代年轻人不知不觉罹患高血压的罪魁祸首。年轻人喜食高盐、高脂、高糖的食物,而这些食物会增加体内的胆固醇和脂肪,影响血管的弹性和畅通度,最终让血压慢慢升高。

3. 缺乏运动

都市上班族整天坐在写字楼,长期伏案,缺乏运动,体重逐渐增加,心脏功能慢慢下降,血压也就会逐渐升高。

4. 压力过大

无论是生活还是工作,三四十岁的人正承受人生最大压力,长期的精神紧张、焦虑会让交感神经兴奋,使血压升高。

5. 疾病和药物

一些潜在的疾病,如肾脏疾病、甲状腺疾病,以及服用某些药物,如避孕药、非甾体抗炎药等,也可能会导致血压升高。

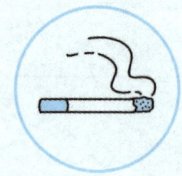

吸烟:
长期吸烟容易引发高血压,还会导致心率加快。

01 当高血压悄悄"找上门"

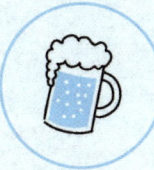

酗酒：
长期每日饮酒超过100 mL，就会增加患高血压的风险。

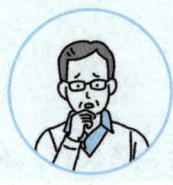

年龄：
男性≥45岁，女性更年期后，患高血压的风险增加。

知识拓展

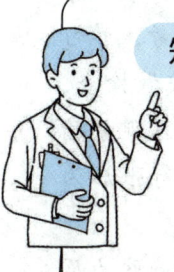

你知道正常压高值吗？

正常成年人的血压水平以收缩压在90～120 mmHg之间，舒张压在60～80 mmHg之间为标准血压。在未使用任何降压药物，以及不同日3次测量，收缩压均≥140 mmHg，舒张压均≥90 mmHg，就可诊断为高血压。而收缩压在130～139 mmHg之间，舒张压在85～89 mmHg之间，则被认定为正常压高值，也叫高血压前期。也就是说，血压处于这个范围虽然算正常值，但仍需要引起关注和控制，以预防向高血压发展。

009

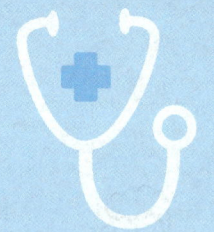

小孩子也会得高血压吗？

景翰今年 15 岁，从小就是个胖小孩儿，爱吃零食、喝饮料，不喜欢运动。升入初三后，景翰经常出现头晕、头痛的症状，最近早晨洗脸时还常常流鼻血。家长起初以为孩子是因为面临中考，学习压力大才会出现这种问题，并没有当回事，也没有到医院做检查，只给孩子买了一些营养品。结果，学校进行集体体检时，发现景翰不但体重超标，血压也显示异常，收缩压为 145 mmHg，舒张压为 90 mmHg，家长这才发现问题的严重性。

后来，景翰在家长的陪同下去医院做了正规检查，被确诊为原发性高血压。

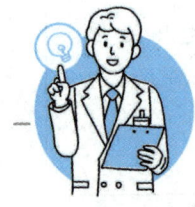

快问快答

问：高血压不都是中老年人才得的吗？为什么小孩子也会得高血压？

答：许多人认为高血压是老年人才会得的疾病，但事实上儿童、青少年和中年群体也会得，而且高血压疾病正逐步朝年轻化发展。

国家心血管病中心发布的《中国心血管病健康和疾病报告 2019》显示，中国儿童高血压患病率自 1993 年至 2011 年持续走高，年均增加 0.16 个百分点。美国儿科学会有数据显示，大约有 4% 的美国儿童和青少年患有高血压，且这个数字仍在上涨。可见，高血压已经不再是老年人的"专利"。

01　当高血压悄悄"找上门"

在过去的观念里，高血压，尤其是原发性高血压一般发生在年龄较大的患者身上，年轻人较少，儿童更是少见。或者说，即便儿童出现高血压症状，也大多属于继发性高血压，也就是身体上的其他疾病引发了高血压症状，如甲状腺功能亢进、主动脉的缩窄症等。然而，像景翰这样，年纪轻轻被确诊为原发性高血压的儿童和青少年越来越多了，家长必须引起重视。

<u>小孩子也会得高血压，但一般儿童原发性高血压是可以调控的。</u>

儿童血压正常值常随着年龄变化而发生变化，一般学龄儿童收缩压＞110 mmHg，舒张压大于70 mmHg，就要考虑是否患有高血压了。若不及时调控、治疗，容易诱发高血压脑病，导致危险情况发生。

儿童原发性高血压一般是在遗传因素和环境因素的基础上发展起来的。遗传因素即家族有高血压疾病史，环境因素包括不良饮食、超重或肥胖、精神压力过大等。现代家庭生活繁忙，父母无暇照顾孩子，孩子经常吃零食、点外卖，饮食不规律，形成不良的饮食习惯，再加上缺乏运动、身体肥胖，使心血管负荷过重，很容易导致原发性高血压提前发病。不过，儿童的原发性高血压，尤其在初发情况下，是可以通过科学饮食、合理运动、控制体重、调适情绪等调整生活方式和压力的方法来调整的。

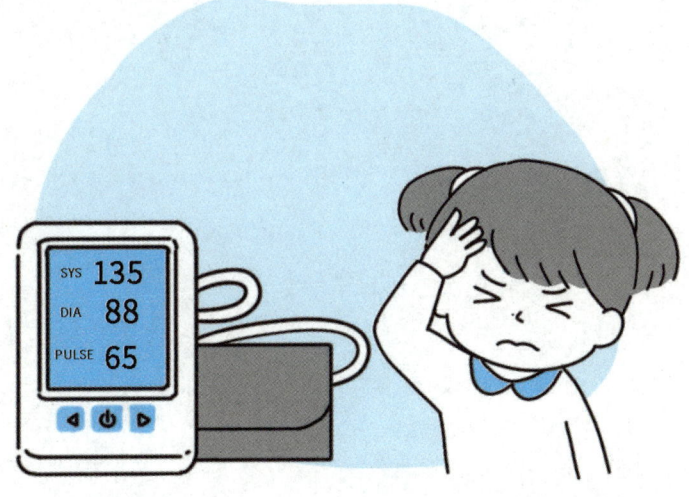

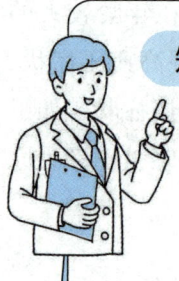

知识拓展

儿童高血压判定标准

2～5岁的儿童，血压≥115/75 mmHg 就可以判定为高血压；

5～10岁的儿童，血压≥125/70 mmHg 就可以判定为高血压；

10～14岁的儿童，血压≥135/85 mmHg 就可以判定为高血压。

为什么一到医院测量，血压就高了？

王女士为这次入职做足了准备，谁知竟会卡在入职体检报告上，原来报告显示她的血压指标异常高。

这怎么可能呢？她偶尔也会在家里测量血压，结果一般是收缩压 120 mmHg，舒张压 80 mmHg，很正常，从来没测出过高值来。难道家里血压计坏了？为了保险起见，她买了一台全新的血压测量器，每天测量，结果依然显示正常。

带着这个疑问，她再次去医院重新测量，结果又测出了高值。随后，她将自己的疑惑告诉了医生，医生给她开具了一系列检查单，如尿液分析、肾功能检查、电解质测定等，还建议让她进行 24 小时动态血压监测。这让王女士更为不解了，难道她患了什么奇怪的重病？

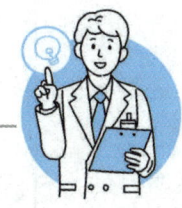

快问快答

问：为什么平时测血压不高，一到医院就测出高血压呢？"白大褂高血压"有可能发展为高血压吗？

答：这种情况很可能属于"白大衣高血压"。

这种情况看起来匪夷所思，但日常生活中并不难见到。很多人平时在家中进行血压自测，结果显示正常，一到医院，看到医生，由于紧张、焦虑的情绪而导致血压升高，结果测出血压高值。这种在医生办公室等医疗环境中测量出来的血压值明显高于在日常生活中等非医疗环境中自行测量的血压值的现象，就被称为"白大衣高血压"。

白大衣高血压通常不需要治疗,但医生为了获取更准确的血压数据,以判断患者的真实血压水平,会建议患者进行更多的检查和动态血压监测。否则,医生如果根据医疗环境中测出的血压值来判断患者血压状况,可能会误诊。

<u>"白大衣高血压"通常不太可能发展为高血压。</u>

"白大衣高血压"属于特定环境下暂时性血压升高现象,通常不会发展成真正的持续性高血压。一旦离开医疗环境,患者的血压通常就会回到正常水平。

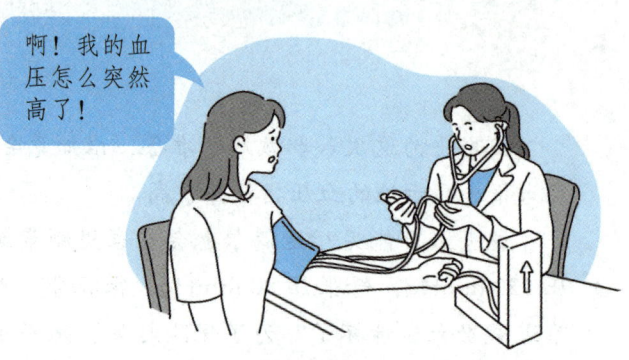

啊!我的血压怎么突然高了!

然而,这种情况的出现,本身意味着患者在情绪上对血压有一定的敏感性。因此,对于患有白大衣高血压的人群,建议他们定期监测血压并改变生活方式,如减少压力、保持健康的生活习惯等,以预防持续性高血压的发生。如果出现持续性高血压的症状,建议及时就医并接受专业治疗。

知识拓展

警惕隐匿性高血压

比白大衣高血压更可怕的是隐匿性高血压。典型的隐匿性高血压与白大衣高血压表现相反,就是在医疗环境中测量结果正常,但在其他条件下(比如 24 小时动态血压监测、夜间监测或运动负荷测试)血压值偏高。这种隐匿性往往会让患者得不到及时治疗,使病情恶化,出现高风险。所以,如果担心自己患有隐匿性高血压,就一定要咨询医生,让医生对自己的身体状况进行评估。

血压高就是高血压了吗?

老张半夜突然感到一阵天旋地转,心脏也觉得很憋闷,好不容易缓过来后,他拿出血压计一测量,发现血压高达160/100 mmHg。家里无人患高血压病,从来没有备用药,于是家人连夜带他去往医院急诊室。医生询问病情的同时,快速量了血压,结果显示非常正常,医生又建议老张做了血常规、尿检、心电图,结果显示都很正常。第二天,老张又来医院进行测量,血压显示依然正常。第三天也是如此,也没有再出现其他症状。最终,医生说老张身体无恙,让他安心回家去了。

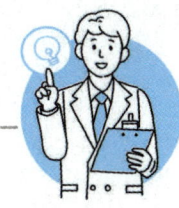

快问快答

问:这种偶然一次血压升高,并出现头晕、恶心、呕吐等类似情况,不属于高血压病吗?那么,出现什么症状才会考虑患有高血压病呢?

答:偶然一次血压升高,不足以判定为高血压病。

高血压病应是动脉压持续升高的一种进行性心血管综合征,医生不能因为个体一过性的血压升高,就判断他得了高血压病。在高血压病的诊断过程中,医生需要严密监测个体血压水平,不同日3次测量血压在140/90 mmHg以上即可判断为高血压病;服用降压药后,血压值虽然处于140/90 mmHg水平,但也属于高血压病;持续性收缩压在140 mmHg以上,舒张压在90 mmHg以下,即单纯的收缩压高血压,也属于高血压病。血压升高,究竟是一过性的还是持续性的,需要经过医生反复严密监测才能判定,个人不能盲目购买药物服用。

高血压的症状表现多种多样,是有迹可循的,一般出现以下情况,就可以考虑是否患有高血压。

高血压虽然分很多种情况,但患者可根据高血压的伴随症状来做初步预判,常见的症状有头晕、头疼、胸痛、胸闷、心悸、耳鸣、视力模糊、失眠、疲劳、出血等。

1. 头晕

患者常感觉头部沉闷、眩晕,但并不是所有头晕的症状都是由高血压引起的,患者还要及时测量血压。

2. 头疼

多表现为头部持续性阵痛、炸裂痛、搏动性跳痛,当出现相关症状时,患者需要及时测量血压。

3. 出血

患者首发鼻出血、结膜出血、眼底出血、脑出血等,尤其是经常出现鼻出血情况,需要及时测量血压。

4. 耳鸣、烦躁、心悸、失眠、视力模糊

患者经常出现这些症状时,也需要及时测量血压。

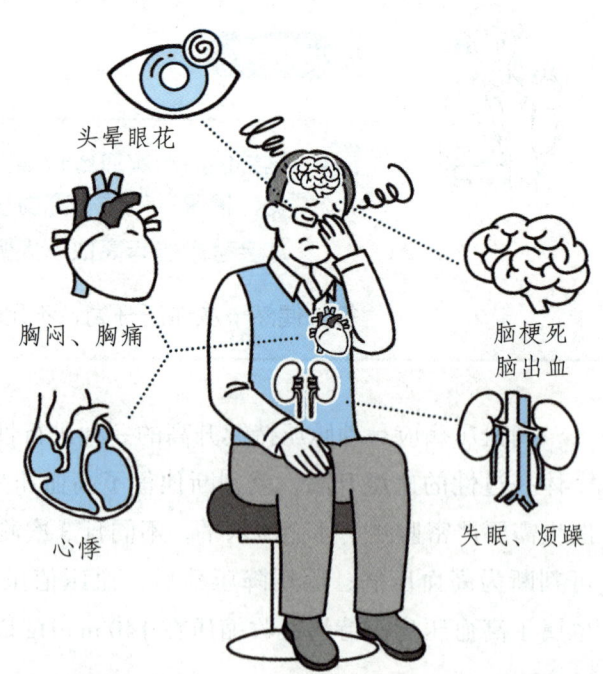

01 当高血压悄悄"找上门"

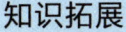

知识拓展

史上第一次血压测量

18世纪初,英国医生哈尔斯首次尝试测量血压,但实验对象是他的爱马。他将一根长达9英尺(约2.74 m)的玻璃管与一根铜管相连接,然后将铜管的一端插入马腿的动脉内。接着,他让玻璃管垂直,使马腿动脉内的血液能够顺着玻璃管上升,然后记录下了这匹马的血液能上升到的最高高度为83英寸(约2.11 m)。这被认为是世界上第一次成功的血压测量。

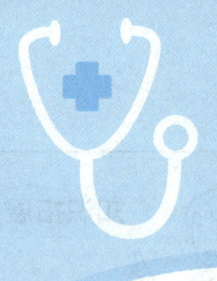

贫血不是应该血压低吗，为什么反倒高了？

王女士40岁，长期患有轻微贫血症，经常因大脑供氧不足而感到头痛头晕，测量血压时也会显示血压偏低，平时一直注意补养气血。然而，最近王女士觉得头痛的情况有所加重，而且表现为后脑勺部位跳痛。同事说，这种疼痛很像高血压的症状，建议她量一量血压。王女士表示怀疑，说贫血应该低血压才对，怎么会得高血压呢？但她还是用同事的血压计自测了血压，血压果然达到145/90 mmHg的高值。

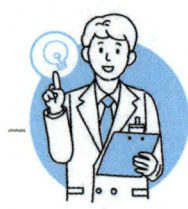

快问快答

问 很多人认为贫血患者血液供给不足，根本不会患高血压，而高血压患者也一定不会贫血，那么，真的是这样吗？

答：贫血患者的确通常与低血压联系在一起，但贫血与高血压是两种独立的病症。

贫血患者因为血液中红细胞或血红蛋白水平下降，导致携氧能力下降，从而影响身体的整体供血，容易出现血压降低的情况，但这并不意味着贫血患者就不会患高血压病，事实上，在某些情况下，贫血反而会引发高血压。

当血液中的氧气供应减少时，身体会通过增加心脏输出量或加快心率来代偿，导致血管压力增大。因此，在贫血较为严重的情况下，这种代偿机制可能会引发高血压。

贫血尤其是慢性贫血，还会影响肾脏功能，当长期受损的肾脏无力承担调节血压的重要作用时，高血压病可能就会随之出现。

贫血还会导致身体缺氧，身体在缺氧状态下会释放出某些激素，如肾上腺素，这些激素会导致血管收缩，进而使血压升高。

高血压患者也有可能出现贫血的情况。

高血压本身不会直接导致贫血，但高血压的并发症或高血压患者所服用的某些药物可能会间接导致贫血。肾脏负责生成红细胞生成素（EPO），只有在这种激素的刺激下，骨髓才会正常产生红细胞，也就是造血。当高血压累及肾脏，即发展为肾血管性高血压时，肾脏产生的红细胞生成素就会减少，这时，红细胞就会遭到破坏，或减少合成，患者随之出现贫血的情况。

另外，长期高血压也会加重心脏负担，导致心脏功能减弱，甚至引发心力衰竭。心力衰竭患者通常会出现贫血，这就是我们所说的"贫血性心脏病"。慢性炎症、营养不良或肾功能下降都有可能诱发这种贫血症状。

某些治疗高血压的药物，如血管紧张素转换酶抑制剂（ACEI）或利尿剂，可能会影响红细胞生成或导致电解质失衡，从而间接造成贫血。

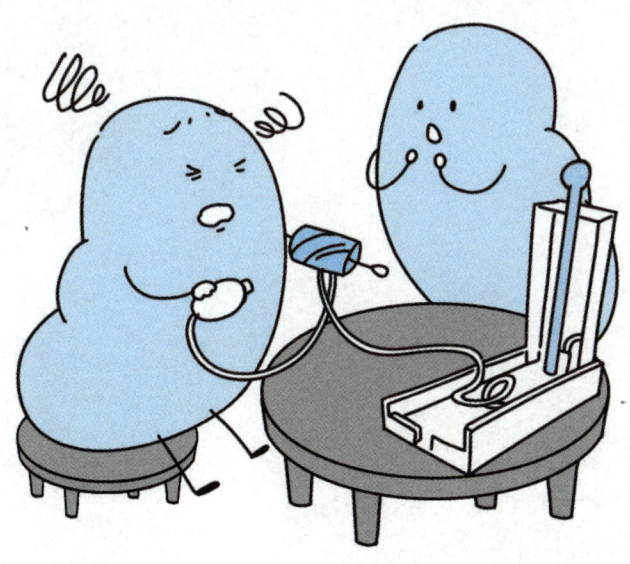

知识拓展

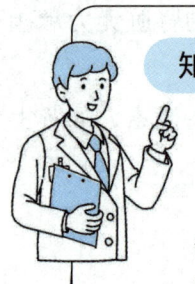

传统水银血压计的用法

水银血压计是通过听取动脉中的声音来确定血压数值的。测量时，将充气袖带绑在上臂并加压，使袖带压迫肱动脉，阻断血流。随后，逐渐放松袖带的压力，同时将听诊器放置在肘部的肱动脉上，监听动脉的声音。当袖带压力下降到某一水平时，动脉逐渐开放，血液开始通过。此时可以听到第一声"扑扑"的搏动声（柯氏音），这个时候的压力称为收缩压（高压）。袖带压力继续下降，当动脉完全开放，血液流动恢复正常，声音消失，此时的压力值即为舒张压。

自测血压有点儿高,需要服药吗?

周女士十分注重身体健康,每年都会定期参加单位组织的身体检查,家里也常备各种家用检测仪器,几乎每周都会测一测血压,不定期测一测血糖。这不,周女士早上醒来突然感到一阵头晕,便急忙坐下来测了测血糖和血压,结果血糖正常,血压高了,高达 150/100 mmHg。之前从未出现过这种情况,周女士一下子就慌了,认为必须立刻吃药控制血压,否则容易发生危险,但家人却认为她有些大惊小怪,说血压偶尔升高一次不要紧。这种说法似乎也有道理,周女士也不知该怎么办了。

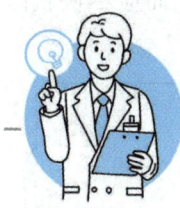

快问快答

问 那么,突然在家中自测出现了高血压的情况,该怎么应对呢?

答:如果在家中自测发现血压很高,首先不要惊慌。

在自测血压时,有一些因素可能会导致血压读数偏高,比如测量时的情绪状态、环境、身体姿势等。因此,建议在不同时间段进行多次测量,以确认血压是否持续高于正常范围。

如果多次测量结果显示血压持续高于正常范围(即高于 140/90 mmHg),并且伴有明显的症状(如头痛、头晕、胸痛等),建议立即就医,寻求专业意见,不要盲目自行服用药物。医生会评估您的血压情况、病史以及可能的危险因素,并根据具体情况决定是否需要立即开始药物治疗。在某些情况下,如果血压升高情况严重并伴有急性并发症（如高血压危象），可能需要紧急处理和药物干预。

其实很多情况下，新发高血压是不需要药物干预的。

新发高血压是指一个人之前从未显示出血压过高迹象，最近才在血压测量中测出高血压水平。一般来说，如果一个人的血压在多次测量中都显示高于正常范围（即高于 140/90 mmHg），并且他之前没有被诊断为高血压，那么就可以认为他患上了新发高血压。

一般来说，病程在 3 年内的高血压患者，由于患病时间不长，动脉血管可能还没有发生硬化性改变，那么这种患者就属于新发高血压。而且新发高血压在排除其他疾病影响所致的继发性高血压后，是有可能通过改善饮食、科学运动等方式使血压回到正常水平的。当新发高血压患者的血压情况发生逆转后，高血压的发生发展往往能得到有效遏制。因此，患者在新发现高血压后，一定不要盲目用药，而应尽快就医确诊，以免因错误操作而使本来可逆的病情变得不可逆。

知识拓展

如何正确使用电子血压计自测血压？

家中自测血压常用到电子血压计。患者使用时应注意保持正确坐姿，使手臂与心脏齐平，并保持情绪稳定、呼吸平和，不要说话。然后，需要将袖带绑在上臂上，按下开始按钮让袖带充气，待测量完成后，屏幕将显示出血压值。测量前，最好避免喝咖啡、吸烟或运动，同时要进行多次测量，取平均值。如需每天测量，也尽量在每天的同一时间进行测量。电子血压计还需要定期校准和维护，这样才能确保测量结果的准确性。

自测血压时高时低，是正常的吗？

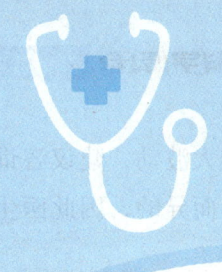

自从自己在家测出过一次血压高值后，65岁的老高便像着了魔似的，一遍遍地自测血压，简直不厌其烦。几天下来，他发现一个问题，百思不得其解，血压好像在故意跟他开玩笑，有时测的结果挺正常，有时又测到一个高值。血压越是起起伏伏，老高就越想搞明白，于是测量更频繁，得出的结果越混乱，老高就越焦虑，结果，他被自己的这波操作搞得身心俱疲。

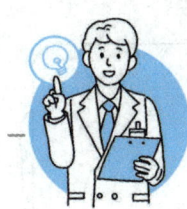

快问快答

问 自测血压时高时低的现象是正常的吗？

答：在家中自测血压时出现时高时低的情况并不罕见。

血压受到许多因素的影响，包括情绪、饮食、运动、药物、环境等，因此出现临时性的波动是正常的。不过，长期来看，持续出现血压时高时低的情况仍需要持续关注和进一步评估，不能大意。

因为会受到各种因素的影响，每次测量的血压数值几乎不可能是一样的，但一般会在一个正常范围内波动。一般来说，在相同情境下，收缩压（高压）每次测量的波动在 ±（5～10）mmHg 之间是比较常见的。舒张压（低压）每次测量的波动在 ±（5～10）mmHg 之间也是比较常见的。如果波动特别大，可以平复下心情，或者到室外放松10分钟再进行测量。

而且正常人的血压也会在一天中出现有规律的波动，一般波动范围不超过 30 mmHg 就是正常的。如果血压值的波动超出正常范围，或者出现持续性的较大波动，建议咨询医生，由医生对相关情况进行评估。血压波动范围也是因人而异的，因此医生在评估时也应当考虑个体差异和整体健康状况。

其实，血压自测时高时低并不能作为判定有无高血压的标准。

任何人的血压在一定刺激下都会有明显的升高现象，年轻人观看球赛，情绪激动时，血压也会剧烈升高；吵架时，没有高血压病的人也会出现暂时性血压升高的现象；有时一杯黑咖啡也能让血压波动异常。然而，正常情况下，

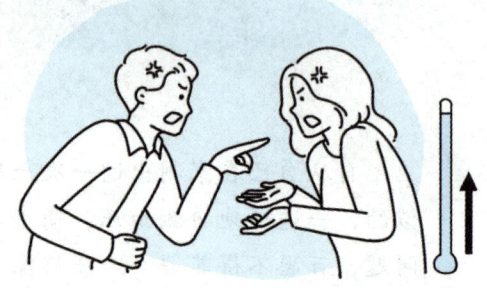

刺激消失后，血压也会慢慢恢复到正常状态，这就造成了血压时高时低的现象。

这也就是说，判断一个人的血压是否正常，并不在于看他的血压是否一直处于正常水平，而应该看他的血压升高情况有没有变为一种常态，有没有对血管和器官造成损伤。

知识拓展

血压的规律波动

人体的血压会在一天中出现有规律的波动，范围在 20～30 mmHg 之间，这是机体为了适应供氧需求而进行血压自我调节的结果。除此之外，血压也受体内激素水平的影响。

一天中，正常人的血压一般会出现两个高峰和两个低谷（也有出现一个高峰和低谷，或多个高峰和低谷的情况）：

第一个高峰：6～9 时；

第一个低谷：12～14 时；

第二个高峰：16～20 时；

第二个低谷：夜间睡眠期。

高血压与肥胖有关吗？

张某身高160 cm，一直中等体型。然而，35岁后，忙碌的工作和家庭生活让她很少有时间运动，她在饮食上也以外卖和快餐为主，从不在意食物是否油腻、热量是否太高。短短3年时间，她的体重竟不知不觉从65 kg飙升至78 kg，BMI值也严重超标。

最近几个月，她开始感到疲倦和头晕，工作越是繁忙，情绪越是紧张，头痛得也越厉害。在一次健康体检中，她的血压测量结果为150/95 mmHg，这让她大为震惊，她从来没想过自己有一天会得高血压。

在医生的建议下，她做了进一步检查，结果确诊为高血压病，而且医生告知她，体重超标可能是导致她患高血压的主要原因之一。

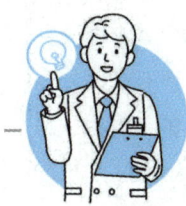

快问快答

问 罹患高血压真的与肥胖有关吗？

答：肥胖确实与高血压的罹患密切相关。

或者说，体重过重是高血压的一个主要危险诱因。

肥胖，尤其是腹部肥胖，会增加患高血压的风险。过多的脂肪组织会导致体内的炎症反应和代谢异常，进而影响血压调节机制，使血压升高的可能性增加。肥胖还会增加心脏的负担，使心脏需要为更多的组织和细胞提供氧气和营养物质，这可能导致心脏过度劳累，进而增加患高血压等心血管疾病的风险。

肥胖且多食者，常伴有高胰岛素血症，这会刺激交感神经，影响血管收缩，使外周血管阻力进一步增加，从而导致高血压。再加上肥胖者的体力活动

科学降压：高血压衣食住行健康管理

本就相对较少，所以肥胖人群出现血管动脉硬化的概率也大大提高，血管弹性减小时，血压就必然升高。

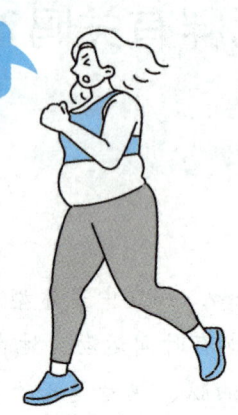

知识拓展

身体质量指数

身体质量指数，也就是我们所说的BMI（body mass index）值，是衡量一个人体重与身高之间关系的常用指标。BMI值是通过体重（kg）除以身高（m）的平方得出的计算结果。计算BMI值有利于评估一个人的体重状况，判断体重是否过轻、正常、超重或肥胖。但它并不考虑体重中肌肉和脂肪的比例，也不考虑个体的体型和肌肉量等因素。因此，个体在评估自身的体重状况时，还需要结合其他因素进行综合考虑，如腰围、体脂含量、肌肉量等。

根据世界卫生组织（WHO）的标准，BMI值的具体分类如下：

BMI值＜18.5：体重过轻；
BMI值在18.5～24.9：体重正常；
BMI值在25～29.9：超重；
BMI值≥30：肥胖。

有高血压家族史的人一定会得高血压吗?

大山今年37岁,他的爷爷、父母、哥哥、叔伯,以及叔伯家的兄弟都患有高血压病,每逢年节的家庭聚会上,大家必要老生常谈,大谈一次他们的家族病史,然后警告大山提早防范。这时,大山就免不了为自己的血压捏一把汗,告诫自己要时刻警惕高血压的侵袭。

大山其实从小就被父母告知要注意自己的生活方式,因此他很早就养成了晨跑锻炼的习惯,饮食方面也尽量选择健康的食物,避免摄入过多的油脂和盐分。同时,他还会定期测量血压,确保自己的血压维持在正常水平。

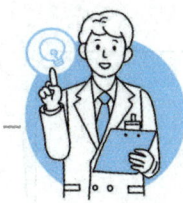

快问快答

问 有高血压家族病史的人一定会得高血压吗?

答:高血压的确有家族遗传的倾向。

这种类型的高血压通常涉及一组基因变异,正是这些基因变异使个体患高血压的风险增加。遗传性高血压可以是单基因遗传性的,也可以是多基因遗传性的。在一些家族中,一个或多个特定基因突变也许会发生,进而导致家族成员身体内调节血压的机制受损,从而增加患高血压的风险。

因此,亲属患有高血压,特别是一级亲属(父母、兄弟姐妹)患有高血压,那么个体患高血压的风险可能会增加,但这并不意味着个体一定会患高血压。遗传只是高血压发病风险的影响因素之一,高血压发病风险还受到环境和生活方式等其他因素的影响。

一般来说，如果父母患有高血压，子女患高血压的概率会比一般人口群体要高，但每个家庭和个体情况都不同，很难确定具体的患病概率。一般认为，父母都患有高血压，子女患病率是父母血压水平正常的人的2～3倍。但是，即便有遗传风险，个体通过保持健康的生活方式，包括保持健康的体重、均衡饮食、适量运动和定期体检，也可以降低患高血压的风险。

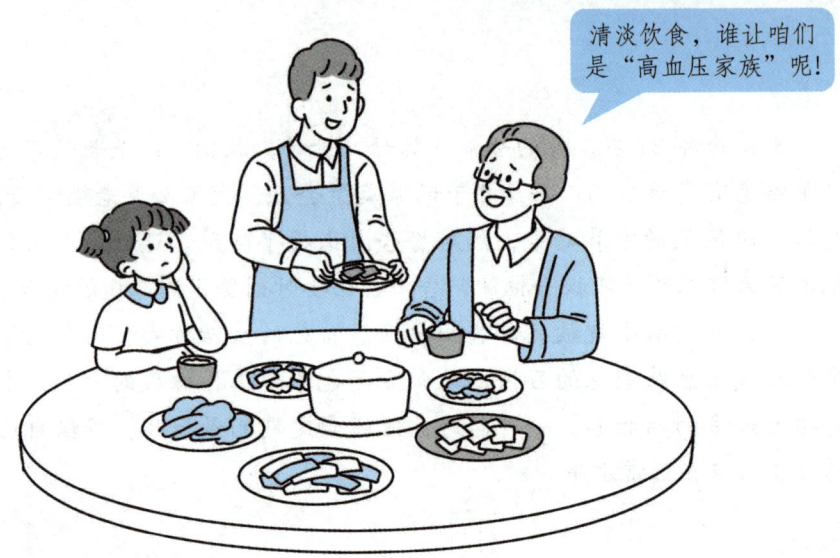

清淡饮食，谁让咱们是"高血压家族"呢！

知识拓展

遗传性高血压等同于原发性高血压吗？

遗传性高血压是指高血压患病风险在家族中有明显遗传传递的情况下确诊的高血压病，而原发性高血压则是一种发病机理没有明确，临床上主要表现为血压增高的疾病。遗传性高血压可能是由一些特定的基因变异引起的，这种基因变异使家族史中有高血压的人群存在较高的遗传风险，可导致家族中几代人多个成员患病。

高血压危害大,科学防控很重要

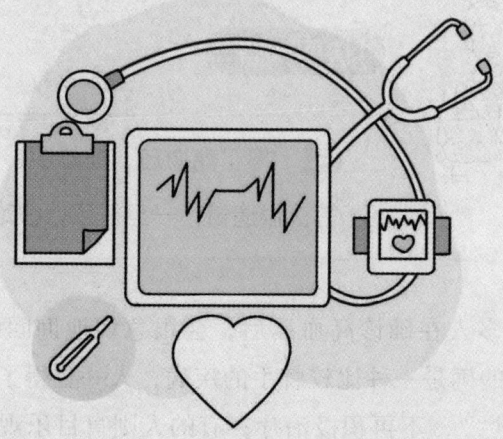

得了高血压，还能逆转吗？

李先生是国家公职人员，一辈子严于律己、兢兢业业，为国家和人民做出了不小的贡献。然而，退休后，李先生突然失去了人生方向，感到生活空虚，精神失落，甚至觉得自己被社会和家庭抛弃了，因此一直郁郁寡欢，对什么都提不起兴致。

李先生本来患有高血压，之前一直控制得不错，可现在他认为反正高血压也治不好，便连血压也懒得测了。直到有一天，李先生突然在家中晕倒，被紧急送往医院，在医生的全力抢救下，才脱离了生命危险。在病房里，李先生看到担心的儿女，开始反思自己，意识到自暴自弃只会让病情恶化，最终危及生命。

医生在治疗过程中也耐心地和李先生交流，告诉他虽然高血压无法完全治愈，但通过药物治疗、健康饮食和适量运动是可以控制病情、延长生命的。医生还鼓励他，最好的医生其实是他自己，只要他不放弃，一切皆有可能。

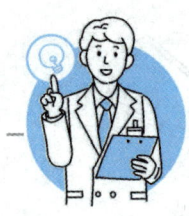

快问快答

问　得了高血压，还能逆转吗？
答：很遗憾，一旦得了，很难逆转。

很多人在确诊高血压后，会很急切地询问医生：还能治吗？能治好吗？高血压的确是一种比较棘手的疾病，人一旦得了，就很难逆转。因此有的人干脆"摆烂"，不再积极治疗；有的人则盲目乐观，认为反正一时半会儿摆脱不掉，干脆忽视它。这两种态度都是不对的，都不会帮助患者很好地控制病情，更别说逆转病情了。

其实，最好的医生就是自己，主动参与治疗才是关键。虽然得了高血压意味着要打一场"持久战"，但它与其他病不同，它不需要长期住院或长期由医生诊治。与其说它是一种生理疾病，不如说它是一种由不良的生活方式导致的"生活习惯病"。可医生最多只能提提建议、督促督促，并没有办法直接改变患者的生活习惯，患者必须自己行动起来。

那么，怎么行动？答案是以降低血压本身为核心行动起来。虽然现代医学还不能让我们根除高血压，但至少达成了统一认知，即我们在治疗高血压上的一切成就表明，降低血压本身，并让血压维持稳定，是减少心脑血管疾病和肾脏疾病发生发展的关键。

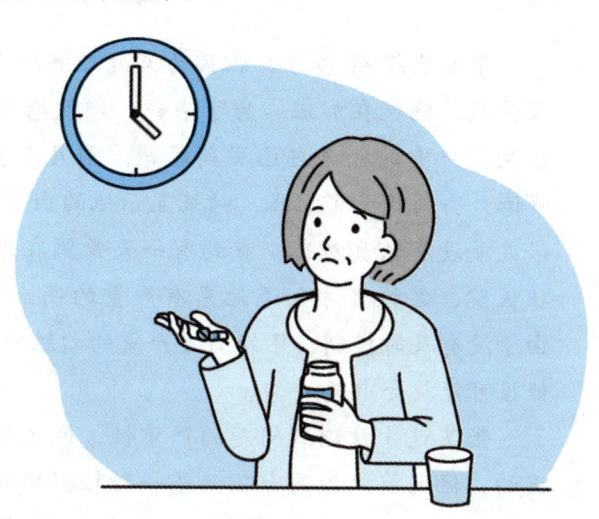

知识拓展

为什么要服药前而不是服药后测血压？

为了将全天血压控制和维持在理想范围内，高血压患者需服用降压药。服药后，药物在体内的浓度会逐渐减少，且不同个体服用同一药物后的长效降压效果可能有所不同。因此，在服药之前检测血压可以准确评估药物的疗效。

怎样确定高血压的3个级别?

张某已经40岁了,但因为家庭经济压力大,常年不敢休息,别人放假,他也在加班。为了省钱,即便感到身体不适,他也从不看医生,严重时也是自己买药服用。前几个月,他就时常感到头晕、疲倦,去药店量了血压,结果显示他的血压有些高,但也不用服药,张某就没有认真对待,直到有一天晕倒在办公室。同事赶紧将他送往医院,经检查才知道他患有严重的高血压,而且发展到了3级,由于没有及时控制,已经引发严重的心脏问题。如果不是救治及时,他很可能就会中风。

张某这才意识到问题的严重性,他之前对高血压的认知也是错误的,他之前以为高血压只是一种轻微的疾病,从未意识到高血压会对健康有如此严重的影响。现在,他不得不接受严格的控制和治疗,还要改变生活方式、定期监测血压等。

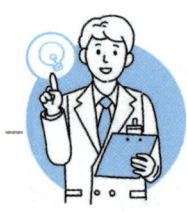

快问快答

问 高血压的3个级别是怎样确定的呢?

答:根据《中国高血压防治指南2010》,在高血压的分类中,对于18岁以上的成年人,目前我国采用正常血压、正常高值血压和高血压对血压水平进行分类,并将高血压根据血压水平分为1、2、3级。

正常血压:收缩压低于120 mmHg,舒张压低于80 mmHg;

02 高血压危害大，科学防控很重要

正常高值：收缩压在 120～139 mmHg 之间，舒张压在 80～89 mmHg 之间；

1 级高血压：收缩压在 140～159 mmHg 之间，舒张压在 90～99 mmHg 之间；

2 级高血压：收缩压在 160～179 mmHg 之间，舒张压在 100～109 mmHg 之间；

3 级高血压：收缩压 ≥ 180 mmHg，舒张压 ≥ 110 mmHg。这是一种需要立即治疗的紧急情况。

单纯收缩期高血压：收缩压 ≥ 140 mmHg，舒张压 <90 mmHg。

若患者的收缩压与舒张压分属不同的级别，应以较高的分级为准。单纯收缩期高血压也可按照收缩压水平分为 1、2、3 级。

除了可以根据发病原因划分为原发性高血压和继发性高血压外，高血压还可以按照患病群体划分为儿童与青少年高血压、妊娠高血压、中年高血压、老年高血压。

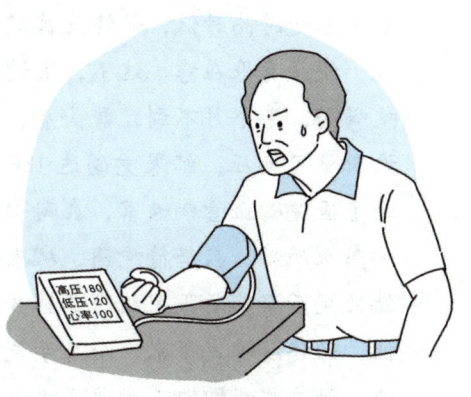

知识拓展

史上第一台血压计

1896 年，一位意大利医生在花园浇水时受到启发，发明出一种简易的腕环式血压计。它由一条长形可充气的橡皮袋，以及给它打气的橡皮球和测压装置组成。在测量时，人们只需将橡皮袋缠绕在上臂上，给橡皮球施加压力，将气体打进橡皮带，直到动脉被压扁，血流停止。然后缓慢释放气压，当压力低于心脏排血时的压力时，血流便恢复。不过，它只能测量动脉的收缩压，且测量结果仅为估算值，不够精确。

确诊高血压后，有必要配合医生随访吗？

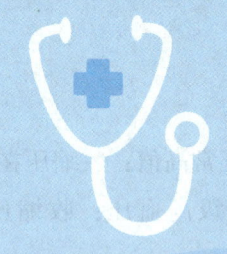

李某51岁了，已确诊高血压2年有余，其间一直服药降压，但血压总是时高时低，始终没稳定下来过，由于李某并没有觉得身体有恙，便没有很在意。这不，刚过了一个年，假期，李某走亲会友、吃吃喝喝，半个月不到，就头痛、头晕得厉害。假期结束前，李先生去诊所量了血压，结果竟高达180/110 mmHg。这还了得，家人立即预约了医院心血管病专家，在耐心问诊中，专家得知李先生自2年前确诊高血压后，只坚持吃药，从未配合医生做过随访。结果，各项检查结果显示李某所服用的降压药并不太适合他的病症，所以血压时高时低，始终没稳定下来，而且李先生还新增加了尿酸高、心肌肥大的症状，而这些新增的病症很可能是药物不合适导致的。

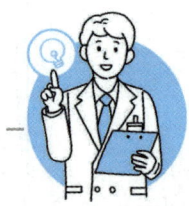

快问快答

问 高血压确诊后，有必要配合医生做随访吗？

答：十分有必要。

高血压是一种慢性疾病，甚至是一种终生疾病，患者一旦确诊，必然要做好长期治疗和随访的准备。因为病期长，患者的疾病状况和身体状况随时有可能发生变化，所以治疗也不可能是一成不变的，更不可能长期依赖服用一种降压药。即便在初期治疗中，血压恢复正常水平，患者也不能忽视随访。

定期随访可以让医生了解患者的血压、肾脏、肝功能等相关指标情况，从而判断当前所服用的药物是否适合病体，需不需要调整药物和治疗方案。有的患者所服用的降压药,虽然能控制血压,但可能导致出现一些药物副作用,如头痛、水钠潴留等。定期随访,医生才能得知这些情况,从而进行针对性处理。

患者怎样随访?

1.定期复诊

遵循医生的建议,定期进行复诊。通常,在血压平稳后,医生会建议每1~3个月进行一次复查,随后可每3~6个月复查一次。如果血压仍然波动明显,则需要每个月复查一次,然后遵医嘱调整药物或治疗方案。

2.监测血压

患者平时在家中也要定期监测血压,这可以帮助患者了解血压的波动情况。最好选择每天同一时间测量,记录下每次的数值,并将这些记录带给医生查看。

3.药物管理

按照医生开具的处方准确服用药物,不要随意更改剂量或停止服用药物。如果有任何不良反应或疑问,及时告知医生。

4.定期检查

根据医生的建议进行必要的实验室检查,如检查肾功能、血脂、血糖等指标,以及心电图等。

5.遵医嘱

如果有任何症状或疑问,患者应及时向医生咨询,遵循医生的治疗建议,不可私自调换药物,或更改治疗方案。

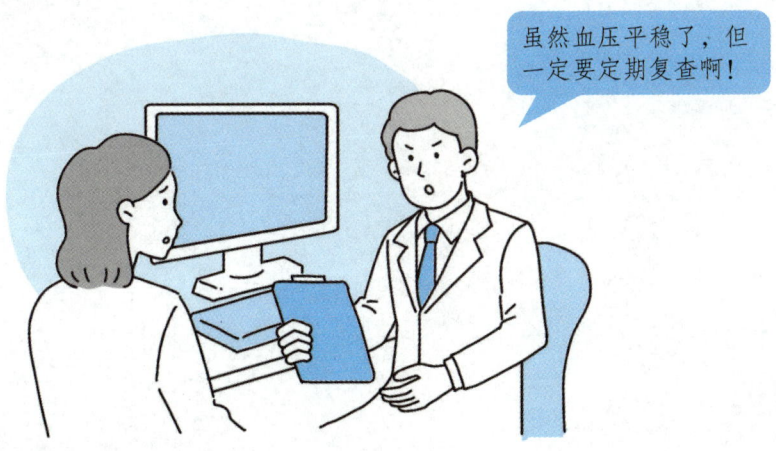

虽然血压平稳了,但一定要定期复查啊!

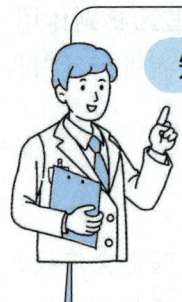

知识拓展

如何评估降压药的效果？

要想评估所服降压药的效果，患者可以在服药前测量血压水平。服药前测血压可以让患者掌握用药前的血压水平。若发现服药前血压总是无法达标，应考虑调整药物剂量或更换药物种类；若血压明显偏低，可能是因为服用的药物剂量过大，应根据医嘱减少剂量或暂停用药，持续监测血压，但不要自行减少药量或停药。

一天当中，什么时候测血压最准确？

贾某被诊断为2级高血压了。在医院治疗一段时间后，血压稳定下来，出院前，医生嘱咐他每天记得测量血压，以控制病情的发展。贾某听从医生的建议，购买了一台电子血压计，并将它放在卧室的床头柜上。

但贾某是个生意人，整天忙进忙出，还时常出差，经常忘记测量血压。即使测量血压，他也不注意测量时间的规律，总是想起来就测一下，有时候是早晨起床测，有时候是中午测，有时候是午夜醒来测。这种不规律的测量方式导致测量出来的血压结果时高时低，以致延误了病情。

一天，贾某凌晨返家。但一进家门，他就感到头晕目眩，这才想起自己好久没有测量血压了，便随手拿起电子血压计进行测量，结果显示血压居然飙升到了一个很危险的水平。贾某吓坏了，赶紧联系医生，医生让他立刻前去急诊就医。检查结果出来后，贾某被告知他的高血压状况严重恶化，需要进行更加严格的治疗和监控。

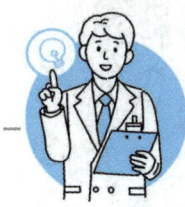

快问快答

问：确诊高血压后，怎样测量血压才最准确？

答：测量血压，一个贵在坚持，一个贵在定期。

在确诊高血压后，医嘱里最关键的一条就是定期测量血压，做好记录。这样做的目的，是使医生在接下来的随访中能拿到准确的血压数据，从而评估病情的控制和发展情况。然而，患者大多并没有接受过正规的医疗训练，不知道什么时候测量血压才能得到准确的数据，结果测出一堆混乱的数据，延误了病情。

那么，一般什么时候测量血压才能得到最准确的数据？

最好每天选择一个时间点，坚持测量。一般来说，以下4个时间点都可以测得有效数据。

1. 清晨

每天清晨醒来的第1个小时内测量血压最准确，血压逐渐上升，但上升速度不会过快，数值也不会过高，此时测量血压可发现清晨高血压风险。

2. 睡前

晚上睡前的最后1个小时内测量血压，有助于评估一天中的血压控制效果，以及夜间血压是否得到有效控制。夜间睡眠状态下血压正常值偏低，若睡前血压升高，可能影响入睡后血压水平。

3. 服药前

高血压患者在服药前测量血压至关重要，因为药物效果会逐渐减弱，不同个体服用同种药物后的长效降压效果也有差异。

4. 血压高峰时段

血压在一天之内是存在波动的，且个体差异明显。患者在了解自身血压波动特点后，可以确定一天中的血压高峰时段，监测服药后高峰时段的血压控制效果，这对全天血压控制至关重要。

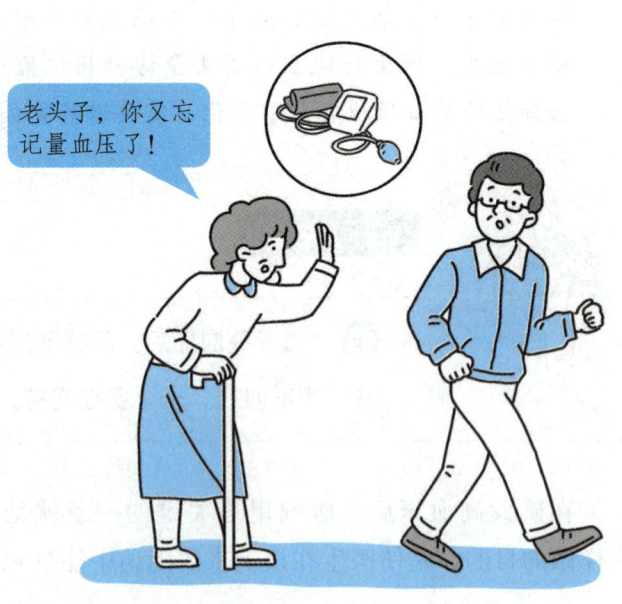

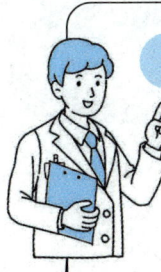

知识拓展

汞柱血压计为什么不见了?

2020年,《国家药监局综合司关于履行〈关于汞的水俣公约〉有关事项的通知》决定,自2026年1月1日起,我国全面禁止生产含汞(水银)血压计和含汞体温计。

之所以淘汰汞柱血压计,不是因为它测量不准确,而是因为环保需要。水银是一种对人类健康有害的有毒物质,联合国于2013年1月19日通过了《关于汞的水俣公约》,规定自2026年1月1日起,全面禁止生产含汞的体温计和血压计。

单纯低压高，该怎么控制？

王某是一位 45 岁的上班族，平时工作繁忙，生活节奏快，很少关注自己的健康状况。在一次健康体检中，他被告知高压正常，但低压高，医生嘱咐他要引起重视，最好定期测量血压。但王某以为只是低压高了一点儿，没什么大问题，就没有采取任何措施。

随着时间的推移，王某经常感到疲倦、头晕，注意力也无法集中了。后来，还出现偶尔心悸和胸闷的现象，视力偶尔也很模糊。王某起初以为自己只是没休息好，但不知不觉中，症状越来越严重，影响了他的工作和生活。终于有一天，王某突感头晕，被紧急送往了医院。经过检查，医生发现他的舒张压持续偏高，已经造成严重的心脏和肾脏损伤，再不救治，有可能出现心衰。王某这才意识到，低压持续偏高并不是一个小问题，它可能引发严重的并发症。

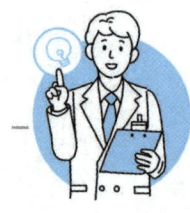

快问快答

问 单纯低压高是怎么回事？

答："高压不高，只低压高"一般是指单纯性舒张期高血压。

在日常观念中，人们总是认为只要高压正常就没问题，就不是高血压，结果使机体从原本的单纯性舒张期高血压发展成重症，危及生命健康和安全。虽然收缩压在血压测量结果中排在前面，但只看收缩压显然是不科学的，舒张压也是一个十分重要的血压指标。

很多年轻的高血压患者就是从单纯性舒张期高血压（低压高）发展为高

血压的，而这类患者起初大多是由肥胖或腰围较粗引发相关病症的。如果不加以重视，舒张压持续升高就很可能引发更为严重的问题。

另外，血管硬化、失去弹性也可能导致舒张压升高，肾脏功能异常导致的水钠潴留、甲状腺功能亢进、睡眠呼吸暂停综合征、激素水平异常、药物副作用也都有可能引发单纯低压高。患者需要到医院做进一步检查才能确诊。

舒张期高血压该怎么控制？

很多患者发现，单纯依靠药物来控制病情，并不能起多大作用，这也是舒张期高血压的一个特征。有些年轻且肥胖的患者在服药期间，体重会持续上升，血压也顽固地降不下来。这时，最有效的控制手段就是减重、减脂，调整饮食方式等。

1. 健康饮食

遵循低盐饮食，减少饱和脂肪和胆固醇的摄入；增加水果、蔬菜、全谷类和健康脂肪的摄入。

2. 减轻体重

对于超重或肥胖患者，减轻体重是最有效的降压手段。

3. 增加运动

规律的有氧运动，如快走、慢跑、游泳等，有助于降低血压。

4. 限制饮料酒品

控制饮酒量，过量饮酒会导致血压升高；减少摄入含咖啡因的饮料。

5. 情绪减压

学习减压技巧，如深呼吸、冥想、瑜伽等，有助于降低血压。

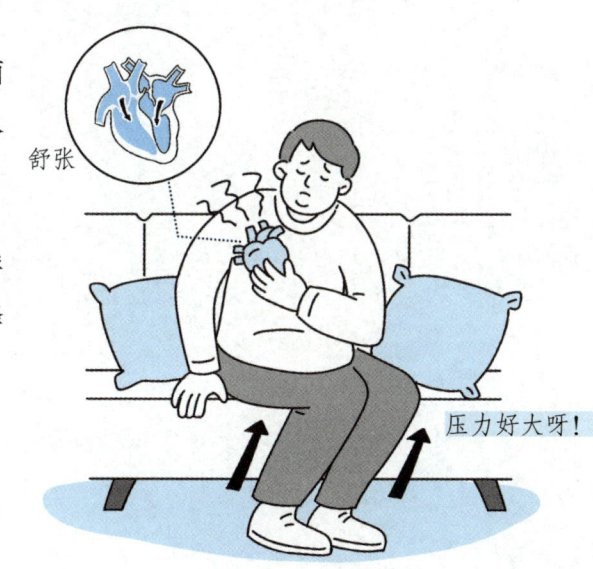

科学降压：高血压衣食住行健康管理

知识拓展

现代水银柱式血压计的发明

1905 年，俄国科学家尼古拉·科洛特科夫对腕环式血压计进行了改进。在测量血压时，他会往袖带里面靠近被测者肘部内侧动脉搏动的地方放上听诊器。当听诊器中传出第一声响动，这时水银柱所达到的高度就是收缩压值；然后水银柱慢慢下降，直到脉搏跳动声音变弱，此时水银柱所在的高度就是舒张压值。经过大量的临床验证，这种血压测量方法既科学又安全、准确。因此，这种方法一直沿用至今，成为测量血压的标准方式。

脉压增大该怎么控制?

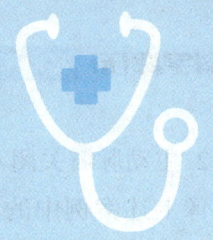

心脏外科李医生刚接手一位50岁高血压急诊患者。该患者一直定期服用降压药,却突然出现剧烈头痛、恶心呕吐,并伴随意识模糊和视物模糊的症状。初步检测血压,李医生发现患者的收缩压高达200 mmHg,舒张压为100 mmHg,脉压明显增大,而患者头痛剧烈说明颅内压快速升高,脑出血风险很大。进一步的检查显示该患者主动脉内层和外层之间存在夹层,造成主动脉内血液流动受阻,引起了剧烈的头痛和其他症状。

李医生立即组织了急诊手术团队,对患者进行了主动脉修补手术。术后,患者的血压逐渐恢复正常,头痛等症状也得到了缓解。

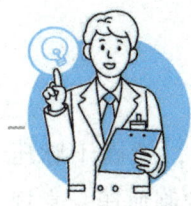

快问快答

问 脉压增大是怎么回事?

答:所有能影响到高压和低压变化的因素也都影响着脉压。

脉压是指收缩压与舒张压之间的差值,通常用来衡量动脉的弹性和心脏泵血功能。其实,所有能影响到高压和低压变化的因素也都影响着脉压。

1. 动脉硬化

长期高血压患者的动脉会慢慢硬化,动脉壁弹性也会逐渐减弱,届时血管阻力逐步增加,导致收缩压越来越高,脉压也就越来越大了。

2. 主动脉瓣关闭不全

像上述案例中的患者一样,主动脉内层和外层之间形成了夹层,也就是主动脉瓣关闭不全,会导致舒张期血液反流回心脏,那么舒张压就会急剧降低,这时脉压也就增大了。

3. 心脏疾病

心肌梗死、心衰等疾病会使心脏泵血功能减弱,舒张压下降,收缩压相对上升,脉压增大。

4. 甲状腺功能亢进

因甲亢而心率加快、心脏输出增加,脉压也会增大。

5. 动脉狭窄

当患者动脉狭窄,心脏在收缩时需要更大的压力来将血液推向身体各部位,从而增加收缩压,使脉压增大。

6. 严重贫血

在贫血的情况下,血液中红细胞数量不足或血红蛋白含量低,血液的携氧能力降低,心脏就会加大泵血量,以弥补氧输送不足的情况,从而导致收缩压增高。与此同时,由于需要增加血容量,以维持组织灌注,舒张压可能会降低,这样也会导致脉压增大。

脉压多少算增大?又该如何应对呢?

正常水平的脉压为 30~40 mmHg,而脉压 > 60 mmHg 时,就属于脉压增大了。如果是动脉硬化所导致的脉压增大,患者需要先平稳控制血压,常规服用抗动脉硬化、抗血小板药物,也有助于改善脉压增大的情况。如果是由于严重贫血所导致的脉压增大,首先应治疗贫血,贫血治愈后,脉压也有可能自然回到正常水平。如果经各项检查,并没有查到导致脉压增大的原因,也没有出现身体不适的明显症状,可以先定期观察。

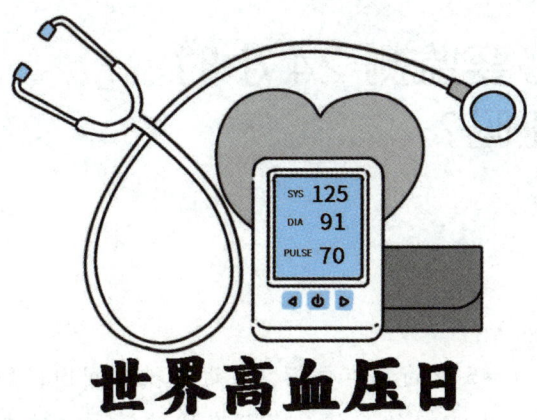

世界高血压日

知识拓展

世界高血压日

2005年5月,由世界高血压联盟(World Hypertension League)发起,将每年的5月17日确定为世界高血压日,以便在全球范围内各国和组织共同举办各种活动,如健康讲座、体检活动、社区宣传等,提高人们对高血压的认识水平,并鼓励人们采取健康的生活方式,控制血压,预防心血管疾病的发生。这一全球性的宣传纪念日有助于推动高血压管理,提高人们对心血管健康的重视程度。

患者有必要监测 24 小时动态血压吗？

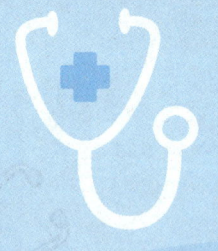

玛丽是一名 45 岁的都市白领，最近一段时间内，她时常感到头晕、乏力，并偶发心悸的症状。在朋友的劝说下，她去医院进行了全面的身体检查，医生怀疑玛丽患了高血压，并再次对玛丽进行血压测量，但结果又与第一次有明显差距，于是医生建议她进行 24 小时动态血压监测，以便确诊。最后，医生发现玛丽的血压值呈现出较为明显的波动。白天，她的血压值通常处于较高水平，尤其是在工作压力较大或情绪波动较大的时候。夜间，血压值虽然有所下降，但仍然偏高，而这影响了她的睡眠质量。针对这种情况，医生对玛丽进行了进一步检查，正式将她确诊为高血压。除此之外，医生发现她的心血管动脉狭窄，表现为心律失常，而这正是她血压波动明显的原因。

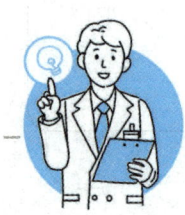

快问快答

问 什么情况下需要进行 24 小时动态血压监测？

答：当自测血压波动较大时，采取 24 小时动态血压监测就很有必要了。

1. 白天与夜晚血压波动大

有些人在白天和夜晚的血压值有较大的差异，这种情况可能会被常规的血压测量所遗漏。通过监测 24 小时动态血压，医生可以全面了解患者在不同时间段的血压情况。

2. 反复出现高血压或低血压症状

如果患者频繁出现头晕、乏力、心悸等症状，但常规血压测量结果正常，就需要接受 24 小时动态血压监测，以便捕捉这些症状发生时的血压变化情况。

3. 评估高血压的治疗效果

对于已经确诊为高血压的患者，接受 24 小时动态血压监测可以更准确地评估药物治疗的效果，帮助医生调整药物剂量或治疗方案。

4. 怀疑"白大衣高血压""隐匿性高血压"时

有些患者在医院等环境下测量的血压值会明显偏高，有些患者则相反。通过监测 24 小时动态血压，医生可以排除这种干扰，更准确地评估患者的实际血压水平。

5. 新发高血压

新发高血压患者一般不能只凭一次测量就确诊，而且新发高血压患者一般不了解自身血压波动特点，这时可进行多次测量，或 24 小时动态测量。

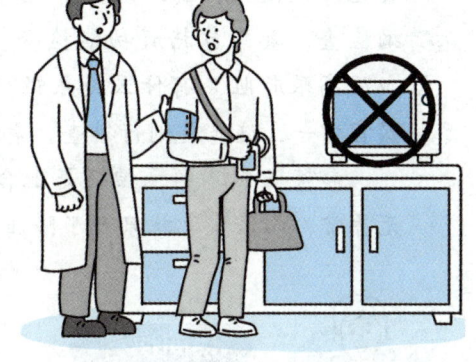

6. 夜间高血压

如果患者有明显的睡前血压升高现象，可以考虑夜间高血压的可能，这时可以进行 24 小时动态监测，以评估患者是否属于这种特殊的高血压类型。

> **知识拓展**
>
> ### 动态血压正常值的判定标准
>
> 根据《2020 中国动态血压监测指南》，在进行 24 小时动态血压监测时，测量者应避免洗澡、游泳，不可甩动测量手臂，严禁接近 CT、核磁共振等科室，远离微波炉、电磁炉，睡觉时避免压迫测量手臂。在此基础上，测量者 24 小时平均值 <130/80 mmHg，白天平均值 <135/85 mmHg，夜间平均值 <120/70 mmHg 即为正常。

除血压高外无其他症状，需要查肝功能吗？

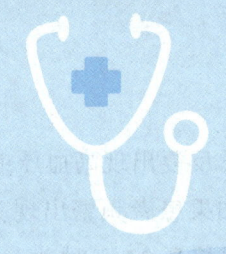

赵某最近在一次例行体检中发现他的血压偏高，但他并没有明显的身体不适症状。他一直认为自己很健康，因为他经常锻炼，饮食也比较健康，因此认为并无大碍。但医生却建议赵某再去进行详细检查，其中包括肝功能检查。赵先生听到这个建议后有些疑虑，血压高跟肝脏又有什么关系呢？医生解释说，肝脏是人体最重要的器官之一，这只是例行排查，看肝功能是否有异常现象。

赵某虽然不解，但还是配合做了检查。结果显示他的肝功能并无异常，而医生也就只开了降压药。

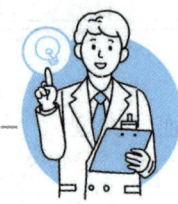

快问快答

问 为什么要检查肝功能？

答：高血压患者，尤其是新发高血压患者，确实需要检查肝功能。

原因主要有以下两点。

第一，我国是肝脏疾病的高发国，脂肪肝、酒精和病毒性肝炎导致的肝损伤十分普遍。而肝功能本就存在异常的患者，在用降压药时需要谨慎选择，尽量选那些不经肝脏代谢的药物。所以，进行肝功能检查是为了评估肝功能的变化，以及筛选出肝功能异常的患者，以便安全用药。

第二，很多高血压患者会同时出现高血脂的症状，需要联合用药，这种情况容易造成对肝脏的一过性损伤。如果在用降压药前，医生不清楚肝功能的状况，那么用药后一旦发生异常,根本无从判断究竟是什么原因导致的肝功能异常。

可以这么说,服用降压药对肝功能正常的患者几乎毫无影响,但如果患者肝功能异常,医生就需要谨慎用药了,所以医生有必要在治疗前对高血压患者进行肝功能检查。

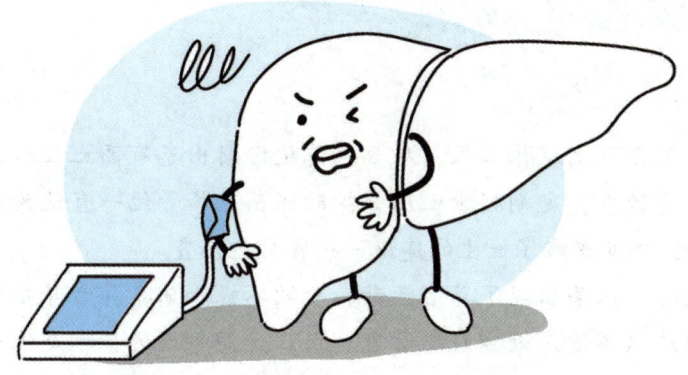

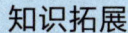
知识拓展

肝功能血检主要包括哪些方面?

1. 血清蛋白质,包括总蛋白、白蛋白、球蛋白和白/球比值。这些参数可用于评估肝功能和蛋白质合成能力。当肝功能受到严重破坏,比如有化脓性胆管炎时,白蛋白降低,球蛋白升高,会出现白/球倒置的现象。

2. 血清酶,包括天冬氨酸氨基转移酶(AST)、丙氨酸氨基转移酶(ALT)、碱性磷酸酶(ALP)。这些指标超过正常值的上限时,说明肝细胞被破坏。

3. 胆红素。胆红素是由肝脏代谢产生的物质,其水平升高可能与胆道梗阻或其他影响肝脏的疾病相关。胆红素包括直接胆红素、间接胆红素和总胆红素。

4. 凝血功能检查,包括凝血酶原时间(PT)和部分凝血活酶时间(PTT),用于评估肝脏在凝血过程中的作用。

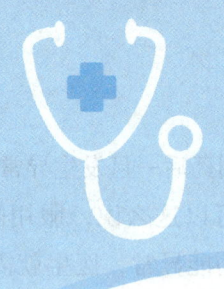

肾脏一直没问题，得了高血压也需要查吗？

张某是一名退休工人，从5年前被诊断出患有高血压后，他就开始注意饮食，定期测量血压并按时服药。尽管他一直认为自己做得很好，但他忽略了医生的建议——肾功能检查。

最近，张某出现了莫名疲劳、食欲不振和尿量异常等症状，但他以为这只不过是近期疏忽管理、血压升高导致的，于是依然自主服用降压药，并没有去看医生。直到有一天，张某突然感到胸闷、恶心和头晕，被家人紧急送往医院。经过一系列检查后，医生告诉他，他的肾功能严重受损。医生解释说，长期不受控制的高血压对肾脏造成了严重的损害，而肾功能的恶化则导致他近期出现了各种不适症状。

医生告诉他，如果早些关注肾功能并进行相应的治疗，如此严重的情况可能就不会出现了。现在，他需要接受更加严格的治疗和管理，以延缓肾功能的恶化，同时需要警惕其他并发症的发生。

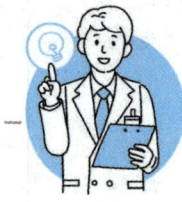

快问快答

问 为什么得了高血压，要检查肾功能？

答：高血压非常容易引起肾脏的器质性病变，因此高血压患者要想防控并发症，一定要定期检查尿常规和肾功能。

首先，高血压和肾功能损伤之间存在相互影响的关系。高血压可以损害肾脏，导致肾脏疾病，而肾脏问题也可能导致高血压。

其次，肾脏帮助维持体内液体平衡和血压稳定。如果肾脏功能受损，可能就无法有效地调节体内液体量，从而导致高血压。

再次，一些用于治疗高血压的药物可能会对肾脏产生影响，因此在治疗高血压的过程中需要监测肾功能。

最后，高血压患者患有肾脏疾病的风险更高。检查肾功能可以帮助及早发现患者潜在的肾脏问题，以便医生及时对相关问题进行干预和治疗。

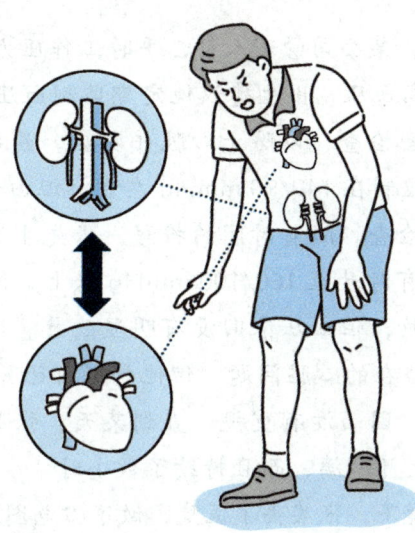

知识拓展

高血压患者的肾功能检查主要是查什么？

进行抽血化验，检测血尿素氮、血肌酐、尿酸、内生肌酐清除率、肾小球滤过率等指标，医生以此评估肾小球功能。检测 β2- 微球蛋白，评估近端肾小管功能；通过尿浓缩稀释试验，评估远端肾小球功能。一般通过这样的检测和试验，医生才能综合评估高血压患者是否有肾脏损害的倾向，从而给出合理的治疗方案。

高血压患者需要定期做心电图吗？

张某，55岁，某公司管理人员，平时工作压力大，生活节奏快，几年前被诊断为高血压。医生建议他定期监测血压、调整生活方式，每年做一次心电图检查，以防止心脏并发症。最初，张先生通过服用降压药将血压控制在140/90 mmHg左右。但由于工作繁忙，他忽视了心脏的详细检查。随着时间的推移，张先生发现自己的血压开始变得不稳定，有时升至160/100 mmHg以上。他曾多次尝试与医生沟通并调整药物，但血压依旧没有明显改善。医生建议他做心电图检查，以排查潜在的心脏问题，但他觉得自己并没有明显的胸痛、呼吸急促等症状，因而没有重视。直到某天，张某在办公室感到胸部憋闷、乏力、大汗淋漓，而且持续了数小时。

在家人的劝说下，张某去了医院，做了心电图，已经出现左心室肥厚的症状。由于高血压长期未得到充分控制，心脏逐渐承受了过大的压力，导致心脏结构发生了病理性改变。

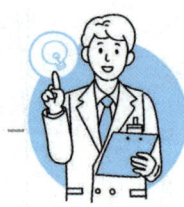

快问快答

问：为什么得了高血压，要定期做心电图检测？

答：因为血压长期控制不好，容易给心脏增加负担，导致心脏出现问题。

如果能在高血压早期进行定期的心电图检查，患者可以尽早发现这种心脏变化，医生也会适当调整治疗方案，避免患者心脏受损。

即便没有心脏疾病,在患上高血压后,也建议定期做心电图检测,这可以从以下方面帮助高血压患者。

1. 评估心脏功能

高血压会对心脏造成压力,增加心脏负担,长此以往可能导致心脏肥大或其他心脏问题。心电图可以帮助评估心脏是否受到影响。

2. 监测并发症

高血压可能引发心律失常、心衰等心脏并发症。定期进行心电图检查可以让医生尽早发现这些潜在问题,及时采取干预措施。

3. 监测药物

如果高血压患者正在服用影响心脏功能的药物,如某些类型的降压药,心电图可以帮助医生监测药物对心脏的影响,确保用药安全。

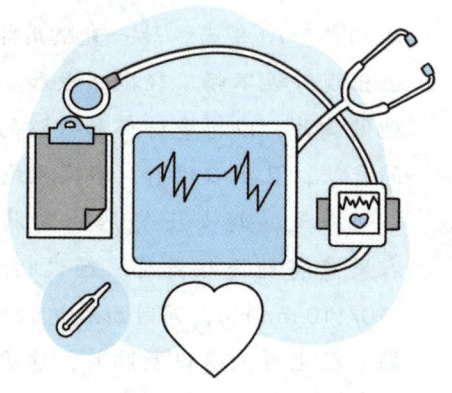

不过,高血压患者的心电图检查频率因人而异,具体的检查频率要根据个人的病情、年龄、既往病史以及医生的建议来确定。

知识拓展

一般的听诊检查可以代替心电图吗?

用普通的听诊器检查心脏的意义不大,因为有些心脏病变,尤其在心脏还没有发生明显的形态改变时,听诊器或一般的体格检查是发现不了问题的。而心电图却会反映出异常状态,因此患者在得了高血压后,一定要遵医嘱,定期做心电图检测。

得了高血压，医生为什么建议拍胸片？

刘女士，60岁，退休教师，平时生活规律，但有10年的高血压病史。10年来，她一直服用降压药，虽然血压控制尚可，但偶尔会出现呼吸不畅、轻微咳嗽和胸闷的症状。每次体检时，医生建议她做胸片，以排查肺部和心脏的问题，但刘女士觉得自己没有严重的症状，且担心辐射，多次拒绝拍胸片。

一天，刘女士突然感到胸闷加重，呼吸也越来越困难，家人紧急将她送往医院。经过初步检查，医生发现她的血压升高到170/110 mmHg，同时血氧饱和度降低，怀疑可能存在肺部或心脏问题。医生再次建议做胸片，这次，刘女士终于同意了。胸片结果显示，刘女士患有左心衰（心脏扩张）并伴有轻度胸腔积液，这正是她胸闷加重、呼吸困难的原因。

综合分析后，医生对刘女士实施了利尿治疗，并调整了治疗心脏和高血压的药物，以减轻心脏的负担。

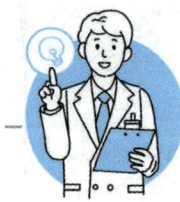

快问快答

问 医生在哪种情况下会建议高血压患者拍胸片？

答：一般来说，拍胸片是为了确定高血压患者的心脏和主动脉血管的状态。

长期高血压患者很可能出现左心室肥大（心脏扩张），从而增加心脏负担。胸片可以显示心脏的大小和形状，帮助医生判断是否存在心脏肥大的问题。

如果高血压患者出现了呼吸困难、咳嗽、气短等症状，医生可能会怀疑有胸腔积液、肺水肿等情况，这通常与心力衰竭或左心功能不全有关。胸片可以帮助检查肺部是否有液体积聚等问题。

如果高血压患者出现不明原因的胸痛，医生也会通过胸片排查是否有肺部疾病或胸腔异常，如肺炎、肺栓塞或其他胸部病变。

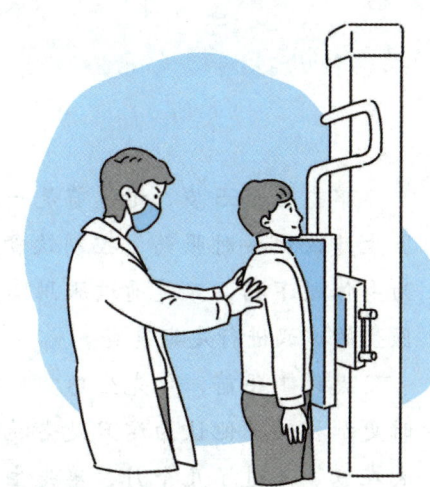

如果高血压患者出现疲劳、脚踝肿胀、呼吸急促等症状，医生可能怀疑心力衰竭，并通过胸片评估心脏和肺部的状况，查看是否存在肺部瘀血或心脏增大等迹象。

如果患者有其他合并症（如冠心病、慢性肺病），胸片能为病情的发生发展提供更多线索。

知识拓展

胸片的位置与病情评估

高血压患者拍胸片，可拍正位、左前斜位、右前斜位、左侧位。

正位胸片可以清晰显示心脏和大血管的大小、形状、位置和轮廓，同时能够呈现心脏与周围器官的关系，以及肺部血管的变化情况，还可用于测量心脏及其径线。

左前斜位片能够全面展示主动脉，帮助判断左右心室和右心房是否增大。右前斜位片则有助于观察是否有左心房增大、肺动脉段突出以及右心室漏斗部增大的情况。

左侧位片则能够评估心脏和胸腔的前后直径，识别胸廓畸形，鉴别主动脉瘤和纵隔肿物。

眼睛模糊，看不清东西，是血压失控造成的吗？

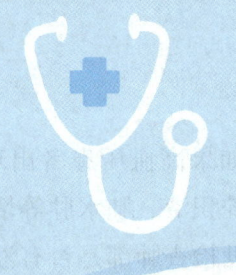

单先生，65岁，退休前是一名办公室职员，还被诊断为高血压。医生建议他按时服药、控制饮食，并定期复查。然而，单先生自认为身体还不错，只是通过服用降压药来控制血压，并没有严格按照医生的建议进行定期复查。

大约1年前，单先生感觉视物逐渐模糊，尤其在看光亮的东西时更加模糊。他认为这只是老花眼的情况加重了，更换眼镜后就没太在意。又过了几个月，单先生不仅视力进一步恶化，还出现了头晕和耳鸣的症状。某天早晨，单先生发现他的右眼突然视物模糊，眼前还有黑影掠过，惊慌之余，才想到去医院检查。眼科医生通过详细的视力检查和眼底镜检查，发现单先生患有高血压性视网膜病变，视网膜血管已经出现了渗出和出血的迹象。由于长期以来，单先生的血压水平没有得到充分控制，他的眼部血管受损严重，导致视力急剧下降。

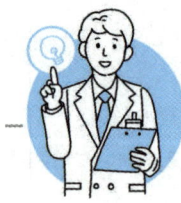

快问快答

问　视力下降也跟血压有关系吗？需要定期检查眼底情况吗？

答：有关系。定期检查眼底很有必要。

众所周知，高血压会导致全身动脉硬化性改变，而眼底小动脉的状况可以用来评估高血压对全身微小动脉的损害情况。

具体来说，高血压失控可能会引起以下几种与视力相关的问题。

1. 高血压性视网膜病变

高血压可能导致视网膜血管变窄、出血或渗出，进而影响视力。视网膜是眼睛中负责成像的重要部分，其血管受损会引发视力模糊甚至视力丧失。

2. 视神经损伤

血压过高会影响视神经的血供，导致视神经功能受损，从而引发视力模糊或视野缺损。

3. 视网膜静脉阻塞

高血压患者容易发生视网膜静脉阻塞，这种情况会导致视力突然下降、眼前黑影或视物模糊。

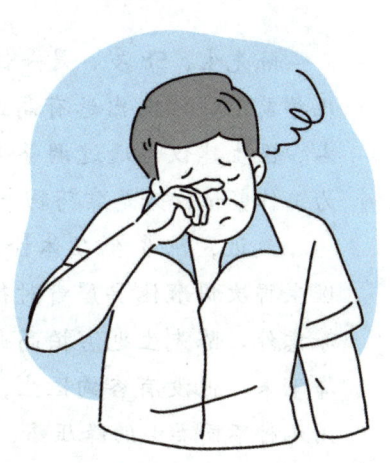

因此，如果确诊患有高血压，一旦出现视力模糊的情况，患者应及时向医生反映，并遵医嘱做眼底检查。上文中的单先生，如果能早点重视视力变化的问题，及时检查眼底病变，从而调整治疗方案，是有可能及早控制病情的。

知识拓展

眼底检查的方法

直接眼底镜检查：医生使用一个小型的眼底镜，通过瞳孔直接观察视盘、视网膜及其血管。

间接眼底镜检查：通过使用凸透镜和强光源，医生能够更清晰、更广泛地观察眼底，尤其适用于某些复杂眼病的评估。

散瞳眼底检查：通过使用散瞳药物散开患者的瞳孔，医生可以更清楚地观察眼底结构。散瞳后，患者的视力会暂时模糊，通常需要几小时才能恢复。

高血压患者降压越快越好吗?

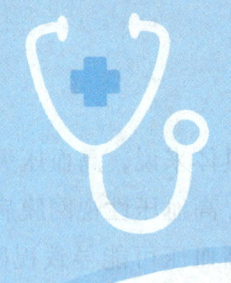

陈先生，58岁，是一位中年企业家，工作压力大，生活不规律。几年前他被诊断出患有高血压，平时血压稳定在160/100 mmHg左右。医生建议他通过调整生活方式和药物控制来降低血压，但他因为工作繁忙，只是靠药物来降压，一片药不行就两片。

最近，陈先生在体检时发现血压已经飙升到180/110 mmHg，医生再次提醒他要严肃对待这件事，以防止出现脑出血、心肌梗死等意外。陈先生也害怕高血压引发严重后果，认为必须快速将血压降下来。他没有咨询医生，而是自己加大了药物剂量，不但同时服用几种不同类型的降压药，还尝试一些民间偏方。

结果，血压是降下来了，从180/110 mmHg降到了100/60 mmHg，但陈先生却出现了头晕、乏力、眼前发黑的症状。终于有一天，陈先生因头晕而失去了平衡摔倒在地，还失去了意识。救治过程中，医生发现陈先生的病症是因脑供血不足而导致的短暂性脑缺血发作（TIA），也就是轻度中风。

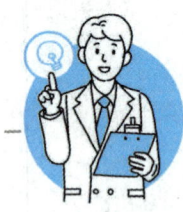

快问快答

问 高血压患者该怎么降压，降压是越快越好吗？

答：高血压患者在降压时不能急于求成，降压过程应该是循序渐进、稳步进行的。

过快降压会带来潜在的健康风险，尤其是对于长期患有高血压或伴有其他慢性病的患者。这是因为高血压患者的血压往往已经在较高水平维持了较长时间，身体已经适应了这种高血压状态，如果血压一下子降得过低，身体和大脑可能会无法适应，导致器官供血不足，从而引发头晕、晕倒，甚至引发急性心肌缺血或脑供血不足。因此，患者每次降压应控制在合理的范围内，通常是每周降低不超过 15 mmHg。这样可以使身体逐渐适应，减少副作用。

血压剧烈下降，会导致大脑的血液供应减少，引发头晕、乏力、视力模糊，甚至可能导致中风；血压下降速度过快也会使心脏供血不足，从而引发心肌缺血，增加心脏病发作的风险；血压骤降还会影响肾脏的血流量，导致肾功能受损。

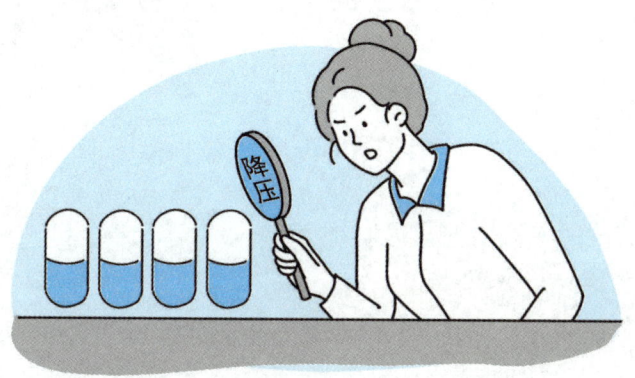

知识拓展

如何科学地进行药物治疗？

患者应该在医生的指导下谨慎服用降压药物，并应积极配合随访，好让医生根据病情及时调整用药方案，避免一次性使用过多剂量的降压药物。常见的降压药包括利尿剂、ACE 抑制剂、β 受体阻滞剂、钙通道阻滞剂等，医生会根据患者的具体情况来制定合适的药物方案。初次用药时，医生通常会从较低剂量开始，以评估药物对血压的影响，再根据血压变化逐步增加剂量或调整药物种类。

03

高血压的防与治,健康饮食是关键

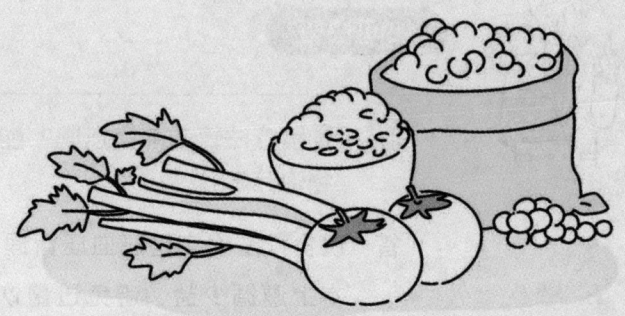

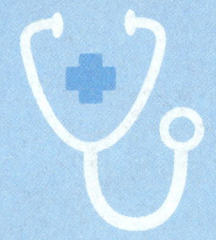

饮食疗法真的管用吗?

45岁的李女士,几年前被诊断为高血压,医生建议她通过药物控制和调整生活方式来管理血压。李女士因为对药物治疗存在排斥心理,认为长期服药会对身体产生副作用。在网上做足功课后,她决定不依赖药物,单纯通过饮食疗法自行控制血压。

从此以后,李女士就开始沉迷于钻研各种针对高血压患者的饮食疗法,如地中海饮食、DASH饮食等饮食模式,每天吃大量蔬菜、水果、全谷物,严格控制盐的摄入,还完全戒除了红肉和加工食品。

李女士对饮食非常严格,并且坚信通过饮食可以彻底告别高血压,于是开始不遵医嘱,自行减少甚至停用降压药物。半年后,李女士突然在工作时感到头晕、恶心,眼前发黑,随后倒地晕厥。当她被紧急送往医院时,医生检查发现她的血压高达 200/120 mmHg。此时的李女士已经出现了高血压危象,并且伴随急性左心衰竭。医生诊断她因高血压长期失控,导致心脏和血管严重受损。

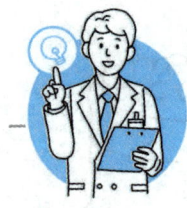

快问快答

问 饮食疗法真的能降压吗?能否以饮食疗法取代药物治疗呢?

答:饮食疗法确实是高血压管理中的重要组成部分,基本上遵循少盐、避免过量饮食、均衡营养三方面,且持之以恒,必然能起到很好的效果。但仍需要结合药物治疗。

03 高血压的防与治，健康饮食是关键

但饮食疗法并不能完全取代药物治疗，尤其是在患者血压较高的情况下。李女士的高血压病情本可以通过药物和饮食相结合的方式得到很好的控制，但由于她过度依赖饮食疗法，忽视了药物治疗的重要性，导致病情恶化，甚至引发了严重的心脏并发症。

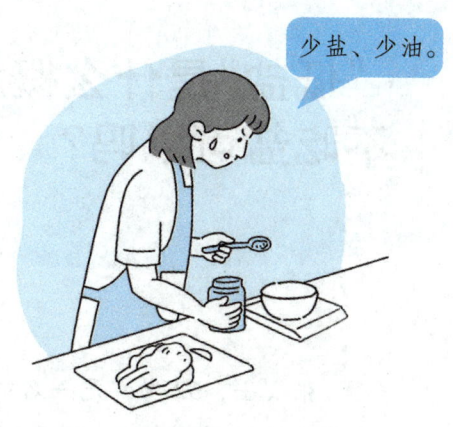

因此，高血压患者不能单纯依赖饮食疗法来降压，必须结合药物治疗和定期监测。虽然健康饮食对于控制血压有积极作用，但它并不能完全替代医生的药物治疗方案。对于中重度高血压患者，药物仍然是控制血压的重要手段。沉迷于单一的疗法而忽视全面的健康管理，反而可能导致严重后果。

知识拓展

什么是地中海饮食？

地中海饮食是一种基于地中海沿岸国家传统饮食的健康饮食方式，尤其以希腊、意大利和西班牙等地的饮食为基础。它的核心是大量进食蔬菜和水果，以全谷物为主食，以橄榄油作为脂肪来源，以鱼类、贝类等作为蛋白质的主要来源，适量食用禽类、蛋类和乳制品，以豆制品作为植物蛋白，以水果代替甜食等，具体如下：

早餐：全麦面包搭配橄榄油、番茄和低脂酸奶，再配一份水果。

午餐：大份蔬菜沙拉加上烤鱼或豆类，淋上橄榄油和柠檬汁，配全麦面包。

晚餐：煮大麦或藜麦，搭配用橄榄油煎制的蔬菜和少量瘦肉，配上一小杯红酒（可选）。

零食：坚果、无糖酸奶、水果。

"低盐"是什么概念？
不吃盐可以吗？

张女士，52岁，是一名中学教师，几年前被诊断为高血压。医生建议她控制饮食，尤其要减少盐的摄入，并定期监测血压。在听取医生的建议后，张女士开始减少盐的食用量，饮食变得清淡，血压竟真的有所下降。她喜不自胜，认为低盐饮食的确有利于健康，于是更加严格地控制盐分摄入，日常饮食中几乎不再使用任何加盐或含钠的调料。

一段时间后，张女士出现一些异常症状，如感到疲倦、无力，偶尔头晕、眼前发黑。她认为这些是血压波动导致的，没有特别重视。直到有一天，她在家中准备晚饭时，突然感到极度虚弱，站立不稳，随后晕倒在地。家人立刻将她送往医院急诊。

医生检查后发现，张女士的血压非常低，只有 90/60 mmHg，并伴有严重的电解质紊乱。血液检查结果还发现她体内的钠离子水平明显偏低，属于低钠血症，而病因则是盐的摄入量不足，严重时甚至会引发休克。

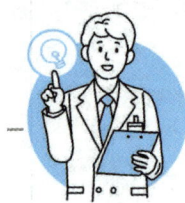

快问快答

问 高血压患者可以不吃盐吗？

答：不可以。

盐对于高血压患者来说，就像一剂催化剂，这是毋庸置疑的事实，世界卫生组织也提出每人每日食用盐摄入量不得超过 5 g。因此，很多高血压患者

03 高血压的防与治,健康饮食是关键

会像张女士一样认为既然吃盐不好,干脆就不吃了,结果造成严重的后果。

虽然控制盐摄入量对于高血压患者来说非常重要,但盐对于人体也是必不可少的。食盐之于人体,绝不是调味那么简单,盐中的钠离子和氯离子可以帮助维持人体渗透压的平衡,维持神经和肌肉的兴奋,如果人体缺了盐,钾离子就会从细胞进入血液,导致血液黏稠、尿量减少、皮肤萎黄。

"低盐"是什么概念?怎么才算低?

"低盐"就是减少食盐摄入量,但这并不意味着不摄入盐,或者骤减摄入量,至于减多少、怎么减,要根据我国各地居民饮食差异来判断,不是一个简单的数字能说明的。

我国北方居民口味普遍偏重,而南方居民口味普遍偏淡。一个南方患者,本来盐的摄入量就少,让他继续少吃盐,可能机体就会因为缺盐而产生问题。因此,最好的办法就是以世界卫生组织提出的每人每日摄入 5 g 盐为标准,逐渐减少盐的摄入。比如,患者本来每天摄入盐达 10 g,可以先减少到每日 8 g,几个月后再慢慢减到每日 6 g,最后再减少到小于 5 g。

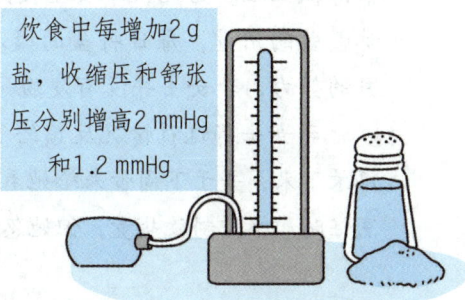

饮食中每增加 2 g 盐,收缩压和舒张压分别增高 2 mmHg 和 1.2 mmHg

知识拓展

不同食用盐摄入量对比

推荐摄入量:世界卫生组织建议健康成年人每日盐摄入量应控制在 5 g 以下(相当于 2 g 钠),可以有效预防高血压等心血管疾病。

高盐饮食:当人体每日摄入 10 g 或更多盐时,血压明显升高的风险会大大增加,尤其是在盐敏感人群中。

低盐饮食:研究表明,低盐饮食(每日摄入 2 g 或更少盐),结合健康的生活方式(如减少饮酒、增加运动),对高血压患者的血压控制效果更显著。

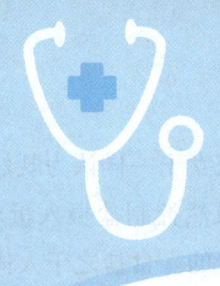

已经严格控盐了,为什么血压还是高?

48岁的李女士,是一名职业女性,平时生活较为忙碌,饮食也较随意。几年前被诊断为高血压,医生建议她先通过调整饮食的方式来降低血压。为此,李女士按照医生的建议,做饭时使用电子秤仔细称量盐的用量,每日将盐的摄入量控制在5 g以内。然而,经过几个月的努力,李女士并没有发现她的血压有所下降,偶尔还会上升。

李女士将这种情况反馈给了医生,医生让她将一周内的饮食详细记录下来,并于下周带来给她看。结果,医生发现:尽管李女士每天在烹饪时严格控制放盐量,但她忽视了饮食中很多隐藏起来的盐。

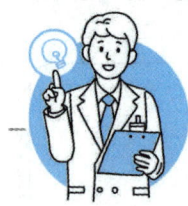

快问快答

问 为什么严格控盐,血压还是高?

答:这是因为人们陷入了"5 g盐"的误区。

世界卫生组织所建议的"5 g盐"是指一天摄入所有盐的总量,而不只是在烹饪过程中为了调味而额外加入的食用盐用量。许多食物本身也是含盐的,比如海鱼、贝类、海藻类,腌制食品和加工食品更不用说了,还有其他调味料等。这些东西加在一起,摄入的盐(钠)就过量了。

哪些食品是含盐的呢?

1. 食材本身

海鱼、贝类、海藻类含盐都不少,30 g的蛤蜊含盐0.6 g,100 g的鲽鱼含盐0.3 g,10 g晒干的海带含盐0.71 g。

03 高血压的防与治，健康饮食是关键

2.加工食品
罐头、速冻水饺和冷冻比萨等，这些食品虽然方便，但含有大量的盐。

3.零食
薯片、饼干等零食，这些食品吃起来不会太咸，但含盐量一点儿也不少。

4.其他调味品
1勺酱油就含有1g盐，而看似低盐的沙拉酱、番茄酱等调味品含盐量也不少。

5g酱油≈1g盐

知识拓展

食用盐是怎样让血压升高的？

食用盐会使血压升高的主要原因在于盐含有的钠离子。钠是体内维持液体平衡的重要电解质。当摄入过多的盐（钠）时，血液中的钠浓度升高。为了保持体内钠浓度的平衡，肾脏会保留更多的水分，减少排尿，以稀释血液中的钠含量。保留的水分又增加了血液的总容量。血液容量增大意味着血管内的压力增加，从而引起血压升高。另外，钠摄入过多会让血管壁变得更加僵硬和狭窄，降低血管的弹性。血管狭窄意味着流动的血液需要更大的压力才能通过，这也会导致血压升高。

低盐也能烹出美味吗？

王女士，55岁，是一名患有高血压的退休教师。为了控制高血压，王女士一直在医生的建议下严格控制盐的摄入量，遵循低盐饮食的原则，但也因为太过清淡的饮食而烦恼不堪。

这年春天，王女士和朋友前往江南地区旅游，在当地餐馆品尝了一道道美食，她发现这些菜肴不仅味道鲜美，而且口感清淡，比如清蒸鲈鱼和龙井虾仁，这些菜肴在口味上非常丰富，但吃起来却并不感觉很咸。王女士感到非常惊讶，向当地厨师提出了疑问："为什么你们这里的菜肴盐分这么少，却依然这么鲜美？难道低盐也能做出这么好吃的食物吗？"厨师笑着回答她："我们江南菜讲究的是食材的原味和鲜味，不依赖过多的盐来调味。通过巧妙的烹饪，食材本身的鲜美味道完全可以被激发出来，比如，在蒸鱼时，根本不需要放盐，而是用姜葱和少量的料酒来去腥，再通过蒸的方式保持鱼肉的嫩滑，最后淋上一点酱油和几滴香油就可以了。"

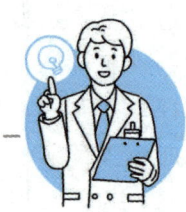

快问快答

问 低盐饮食等于"味同嚼蜡"吗？

答：低盐也可以烹出美味。

很多北方高血压患者一听要进行低盐饮食，第一反应就是："太淡了，怎么吃？"其实，低盐饮食并非就是"味同嚼蜡"，即低盐饮食并不意味着必须把菜做得寡淡无味。患者可以循序减少盐分的摄入，比如，可以从戒掉方便面、快餐、街边小吃、加工熟食品等开始。等远离了这些高盐高钠食品，适应了食物的原汁原味，患者就会享受其中。

如何烹饪出低盐美食？

1. 使用新鲜食材，减少对盐的依赖

食材的新鲜度决定风味，因此选择应季的新鲜食材，能在保持食物营养的同时减少调味料的使用。

2. 巧用自制浓汤作为调味基础

使用新鲜或干燥的香菇、腐竹、海苔等食材炖出的浓汤，天然鲜美，能够替代部分盐的作用。在购买香菇干、腐竹等时，应注意选择无添加盐分的食品，避免不必要的钠摄入。

3. 利用辛香料增加风味

青椒、咖喱粉、芥末、生姜、大蒜、香菜等辛香料可以赋予菜肴独特风味，无须依赖盐。它们不仅无钠，还能够增强食物的口感和层次感。还可以尝试使用不同的香草，如迷迭香、百里香、罗勒等，来调节食物的风味。

4. 巧用酸味调料

食醋、柠檬汁、柚子等酸味调料可以有效增加食物的风味，减少对食盐的需要。酸味能够刺激味蕾，使食物更加鲜美，同时能增加维生素C的摄入。

5. 尝试西式烹饪中的奶制品

在炖菜或制作西式料理时，牛奶、奶油等乳制品不仅可以丰富菜肴的口感，还可以减少盐的使用。

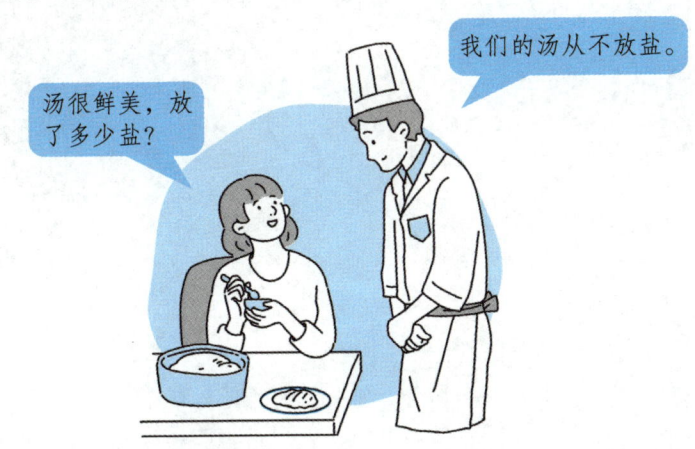

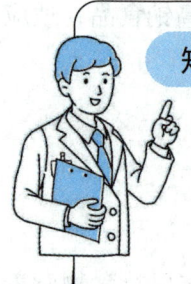

知识拓展

什么是"江南饮食"模式？

"江南饮食"模式，是指以我国浙江、上海、江苏等地为代表的一种膳食习惯。《中国居民膳食指南科学研究报告（2021）》指出，从 2002 年、2012 年、2015 年中国居民营养与健康状况监测分析，发现江南地区膳食模式更适合中国人的体质。

"江南饮食"模式的核心包括以下内容：增加粗粮，减少细粮；以植物油低温烹饪；多吃水产品，少吃红肉；多吃蔬菜，水果适量；多食用豆制品、乳制品和坚果；以蒸、煮、涮等烹饪方式代替炒、煎、炸。

植物油是高血压患者的正确选择吗？

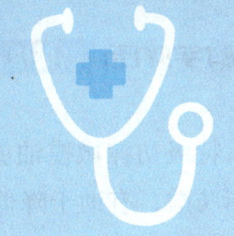

58岁的刘女士，几年前被诊断为高血压。退休后，刘女士闲来无事，开始研究各种饮食疗法。她了解到植物油，尤其是橄榄油和其他富含不饱和脂肪酸的油类，对心血管有益，便开始大量使用橄榄油、亚麻籽油和菜籽油等植物油，希望通过这些健康油脂进一步降低血压。于是，她不但在炒菜时使用更多的油，还用植物油制作沙拉、面包，以增加ω-3脂肪酸的摄入。她坚信，这样的改变不仅能为她提供心血管方面的保护，还能更好地控制血压。

然而，几个月后，刘女士的血压并没有如她预期般下降，反而有所上升。刘女士感到非常困惑，明明自己已经很努力地采用更健康的饮食方式，为什么血压不降反升？难道是自己食用的植物油有问题？

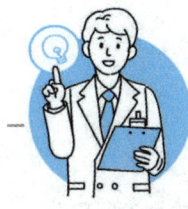

快问快答

问 植物油真的是高血压患者的正确选择吗？

答：高血压患者选择食用植物油没有问题，但并不是所有种类的植物油都有益于病情，而且也不能因为是植物油就盲目多食。

1. 高血压患者应优先选择富含不饱和脂肪酸的植物油

富含单不饱和脂肪酸和多不饱和脂肪酸的植物油有助于降低坏胆固醇（LDL）水平，提高好胆固醇（HDL）水平，从而改善血管健康和血压水平。例如，特级初榨橄榄油就对心脏和血压有益；菜籽油富含 ω-3 和 ω-6 多不饱和脂肪酸，有助于降低炎症和保护心脏；亚麻籽油富含 ω-3 脂肪酸，有助于心血管健康；葵花籽油含有丰富的多不饱和脂肪酸，尤其是亚油酸，有助于维持健康的血压水平。

2. 避免选择富含饱和脂肪或反式脂肪的油

富含饱和脂肪的油（如椰子油、棕榈油）可能提高坏胆固醇水平，增加患心血管疾病的风险，进而对高血压患者不利。

另外，某些植物油经过高度加工（如氢化处理）会产生反式脂肪，而反式脂肪会增加高血压等心血管疾病的风险。

3. 控制植物油的摄入量

即便某些植物油对心血管有益，但油脂依然是高热量的食物，过多摄入可能导致体重增加，而超重也是高血压的危险因素。因此，使用植物油时应控制用量，建议每餐使用植物油的量不超过 1 汤匙（约 10 g）。

4. 避免选择过度加工的植物油

尽量选择未精炼的植物油，未精炼的植物油能保留更多的天然抗氧化物质，有助于保护心血管健康。精炼和加工的植物油往往损失了部分有益成分，甚至可能含有一些对健康有害的添加剂。

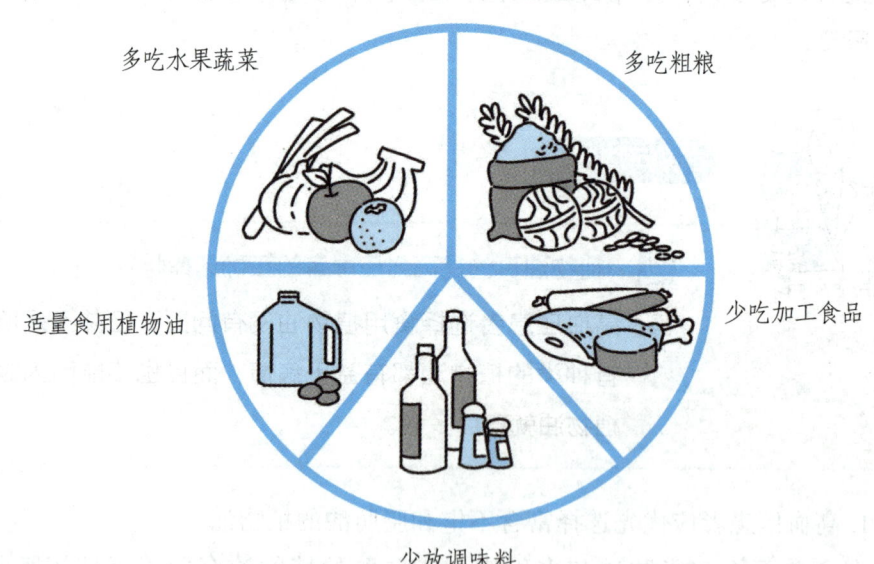

03 高血压的防与治，健康饮食是关键

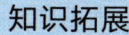 知识拓展

什么是DASH？

DASH（dietary approaches to stop Hypertension）是一种专门为降低血压设计的饮食模式，已被广泛推荐给高血压患者。DASH的核心要点是增加富含钾、钙、镁的食物，减少钠的摄入。

1. 每天建议摄入4~5份蔬菜和4~5份水果。蔬菜和水果富含钾，可以中和钠对血压的不良影响。

2. 每天食用富含纤维的全谷物食物，如全麦面包、糙米、燕麦等，可以改善心血管健康状况。

3. 乳制品是钙的良好来源，钙有助于调节血压。高血压患者应选择低脂或无脂的乳制品，如脱脂牛奶、低脂酸奶等。

4. 少吃红肉、全脂奶制品、黄油、奶油等含有饱和脂肪和胆固醇的食物，以降低患心血管疾病的风险。

5. 适量食用坚果、种子和豆类，这些食物富含健康的脂肪、蛋白质、纤维和矿物质，对血压调节有益。

多喝水真的能控制血压升高吗?

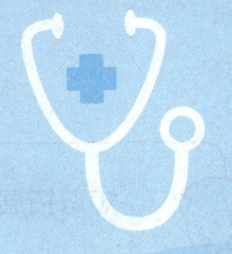

62岁的张女士患有高血压很多年了。一直以来,她坚持服用医生开的降压药,并通过减少盐摄入量、适量运动等方式控制血压。然而,最近张女士在一次体检中发现自己的血压有些升高,达到150/95 mmHg。医生在复诊时询问她是否饮水不足,提醒她多喝水有助于保持体内水分平衡,帮助肾脏排泄多余的钠,进而控制血压。

张女士将医生的建议铭记于心,开始大量饮水,认为喝得越多,排出的钠就越多,血压就能降得更快。就这样,张女士每天的饮水量从1.5 L增加到了4 L。几天后,张女士开始感到越来越疲惫、头晕,偶尔还会出现恶心的症状。她以为这些症状是天气炎热或是血压波动引起的,于是继续大量饮水。某天上午,张女士在家中突然感到极度虚弱,无法站立,随后晕倒在地。家人发现后紧急将她送往医院急诊。

医生通过详细检查发现,张女士的血钠水平过低,患上了低钠血症。这种情况是由过量饮水导致的,过量饮水会使体内电解质稀释,令血液中的钠浓度显著降低,从而引发一系列严重症状。

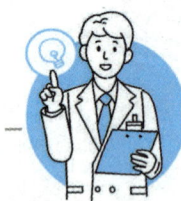

快问快答

问 多喝水真的能控制血压升高吗?

答:有帮助。

多喝水的确有助于控制血压,这是因为水分充足时,血容量会处于正常的范围,而身体缺水时,血容量可能会减少,导致血液更黏稠,增加血管阻力,短期内造成血压波动。当身体脱水时,血液中的钠浓度升高,血管收缩,从而使血压升高。因此,保持适量饮水可以帮助防止因脱水带来的血压波动。

而且多喝水还有助于肾脏排泄多余的钠,间接对血压产生积极影响。相反,如果饮水不足,肾脏可能会保留更多的水分和钠,从而导致血容量增加、血压升高。

然而,单靠增加水的摄入量来控制血压并不够,患者仍需要结合其他健康的生活方式科学降压,如低盐饮食和适量运动。与此同时,饮水过量的话,对身体也是有害的,比如出现低钠血症,导致身体无法及时排出多余的水分,从而引起水中毒或其他健康问题。

高血压患者该怎么饮水?饮多少?

1. 早上起床喝一杯水

人体经过夜晚漫长的代谢,水分会流失很多,导致血液浓度升高、血流速度减慢,这也是中老年患者易在早晨发生血栓的原因。所以,高血压患者在晨起后的第一件事,最好是喝一杯水,以此降低血液黏度,防止血栓。

2. 多次少量地饮水

有的患者为了省事,每天集中时间饮用足量的水,这也是不可取的。这种短时间内大量饮水不但会引发水钠潴留,还可能引起血压一过性突然升高,不利于稳定血压。因此,要注意少量而多次地饮水,一口一口喝,每次不超过 200 mL,每日不超过 2 L。

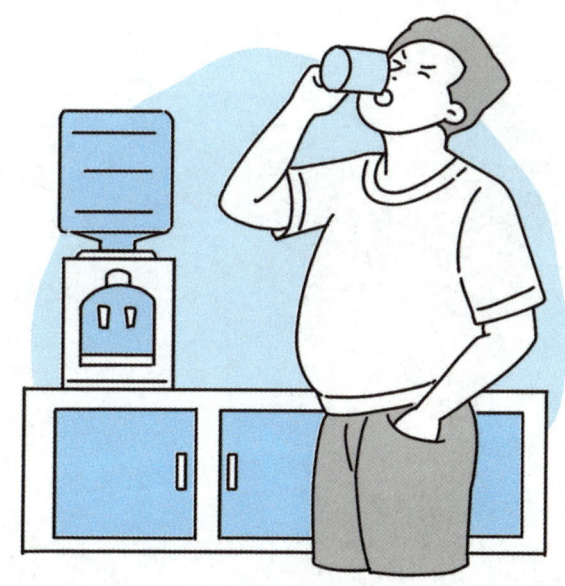

知识拓展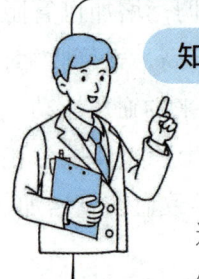

高血压患者饮水的注意事项

高血压伴有心脏或肾脏疾病的患者应谨慎饮水，因为这些患者的体液调节能力受到了限制，过多饮水会导致身体积液过多，加重心脏或肾脏负担。在这种情况下，患者应遵循医生的个性化饮水建议。因此，高血压患者适量饮水即可，通常建议成年人每天饮水 1500～2000 mL，而高血压患者则可根据体重和活动量适当调整，具体可通过尿液颜色来判断饮水量。如果尿液颜色偏深，可以多补充一些水分；如果尿液颜色不见黄，且尿意频繁，说明饮水过量了。

外出就餐,高血压患者该如何自救?

　　李先生,45岁,是一家金融公司的高管,工作节奏非常快,压力大,经常需要加班和出差。两年前,他在体检中被诊断为高血压。医生建议他调整饮食,减少盐的摄入量,控制体重,并适量运动。然而,李先生每天有开不完的会议和频繁的商务应酬,很少有时间认真考虑饮食的健康性,更别说自己下厨或研究低盐食谱了。李先生的日常饮食一般如下:

　　午餐:中式快餐,如炒菜盖饭、炒面、牛肉拉面,或炸鸡、汉堡等外卖。

　　晚餐:应酬时常点一些重口味的菜肴,如川菜、湘菜等,这些菜肴盐分、油分都较高。

　　零食:由于工作压力大,李先生还喜欢吃一些零食,如薯片、饼干等来缓解紧张情绪,这些零食含有较高的盐分。

　　结果两年内,尽管李先生按时服用降压药,但血压总是忽高忽低,难以稳定。偶尔测量血压时,数值甚至高达150/100 mmHg。为此,李先生也感到困惑,像他这种情况该怎么办呢?

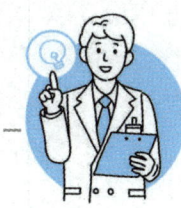

快问快答

问:即便不像李先生那么忙,人们也难免外出就餐,那么高血压患者该如何自救?

答:可以试试以下几招。

1. 多吃蔬菜

外出就餐时，可以尽量多点几样蔬菜类菜品，以摄入充足的维生素和钾，这将有利于保持体内钠钾的平衡，从而稳定血压。

2. 避免腌制品

不要点咸鱼、腊肉、火腿、香肠、腌菜等，也不要吃附赠的腌小菜和咸菜。

3. 主食避免糖油混合物

避免点炒饭、炒面等加入了大量油和盐的主食，以清淡的粥、杂粮饭为宜。

4. 吃火锅时可选清汤锅底

吃火锅时尽量选清汤锅底，多涮蔬菜，少蘸麻酱、油等调味品。

5. 炒菜涮一涮

如果外面的炒菜油太多，可以准备一碗白开水，将菜涮一涮再入口，这种方法可以去掉很大一部分油盐。

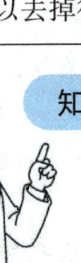

知识拓展

菜汤的危害

很多中老年人不忍浪费，习惯将炒菜剩下的菜汤兑水喝掉，这种习惯十分不利于身体健康。首先，菜汤并不像想象中那么有营养，相反，通过长时间煮沸，蔬菜中的维生素和其他微量营养素大量流失；其次，就算兑水的菜汤口感不那么咸，但盐的含量一点儿也不少，相当于喝进去了一整盘菜的盐量；最后，兑水的菜汤看起来清淡，实则含有大量的油脂和调味剂，而这些东西都会增加肾脏负担，使身体发胖，从而导致病情加重。

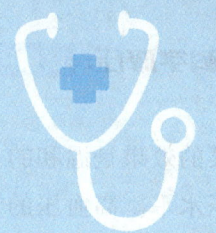

芹菜真的可以降血压吗？

45岁的王女士是企业高管，平时工作繁忙，饮食不太规律，喜欢吃重口味的食物。在最近的体检中，她的血压达到142/89 mmHg。王女士有些担心，于是去医院复诊，医生建议她调整饮食，少吃盐，多吃富含钾、镁和纤维的食物，及时观察血压变化，暂时不需要服用药物。

王女士听说芹菜有降血压的作用，便没有进行全面的饮食调整，只是每天坚持吃大量的芹菜，喝芹菜汁等。几周后，王女士感到饮食过于单调，于是在食用芹菜时搭配一些咸菜、加工食品。两个月后，王女士再次测量血压，发现血压不降反升，达到了150/90 mmHg。同时，她还有了时常乏力和头晕的症状。她非常困惑：自己已经大量吃芹菜，为什么血压没有下降，反而上升了？

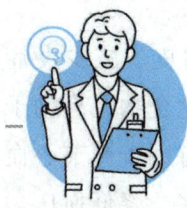

快问快答

问　芹菜真的可以降血压吗？这是不是误传？

答：有帮助，但作用很小。

芹菜富含钾，而钾有助于中和体内的钠。钾能让身体排出多余的钠，起到降低血压的作用。芹菜中还含有一种叫芹菜素的类黄酮化合物，这种物质具有抗炎和抗氧化的作用，有助于保护血管健康，并可能通过放松血管平滑肌来降低血压。

因此，芹菜的确富含钾和其他一些有益成分，是有助于调节血压的，但芹菜的效果是温和的。它的作用更多的是作为一种辅助食物，帮助维持正常的血压水平。高血压的管理仍然需要通过药物治疗、低盐饮食、控制体重、戒烟限酒等综合措施来实现。

而且像李女士这种靠单一食物来控制血压的做法也是不现实的。即便芹菜真的有降压作用，也需要大量摄入，而大量食用芹菜并不现实，更何况芹菜过量食用时会导致利尿作用过强，可能会引发钠和其他电解质失衡。

其实生活中有很多食物可以帮助调节血压，具体可以分为以下几类。

1. 富含钾的食物

钾有助于抵消钠对血压的负面影响，帮助排出体内多余的钠，从而降低血压。富含钾的食物主要有香蕉、菠菜、苋菜、土豆、橙子、牛油果等。

2. 富含镁的食物

镁有助于调节血压，因为它有利于放松血管，改善血液流动。很多绿叶蔬菜，如菠菜、甘蓝等都富含镁。坚果、豆类，以及糙米、藜麦等全谷物不但富含镁，还含有大量的膳食纤维，可以控制体重，间接改善心血管健康状况。

3. 富含钙的食物

钙与钠、钾等电解质共同调节体内的血压平衡。低脂的乳制品、豆制品、芝麻酱都含有较高的钙，特别适合素食者。

4. 富含抗氧化物质的食物

抗氧化物质如黄酮类和多酚类化合物可以通过保护血管内皮、减少炎症来帮助降低血压。蓝莓、草莓、黑莓、覆盆子等，富含黄酮类化合物，有助于改善血管功能，降低血压。另外，石榴富含多酚类抗氧化物，有助于调节心血管健康。黑巧克力富含黄酮类化合物，适量食用可帮助血管扩张，降低血压。

5. 富含 ω-3 脂肪酸的食物

ω-3 脂肪酸具有抗炎和帮助血管扩张的作用，有助于降低血压。三文鱼、鲭鱼、沙丁鱼等深海鱼类富含 ω-3 脂肪酸，能够帮助调节血脂和血压。亚麻籽、亚麻籽油、核桃也富含植物性 ω-3 脂肪酸，有助于维持心血管健康。

6. 其他帮助降低血压的食物

橄榄油：富含单不饱和脂肪酸和抗氧化剂，能够帮助降低血压和改善心血管健康。

03 高血压的防与治，健康饮食是关键

西红柿：其中的钾元素和番茄红素共同作用于人体，有助于调节血压，维护心血管健康。

大蒜：含有大蒜素，有助于促进血管扩张，改善血液流动，降低血压。

芹菜：富含钾，具有轻微的利尿作用，有助于排出体内的钠，调节血压。

洋葱：富含槲皮素等抗氧化物质，帮助改善血管功能。

绿茶：富含多酚，特别是儿茶素，能够改善血管功能，帮助调节血压。

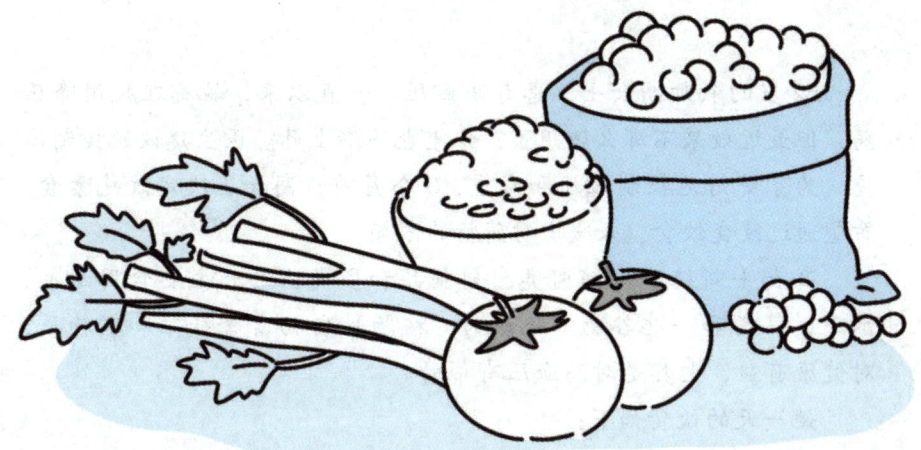

知识拓展

炒菜少油的小妙招

炒菜时不难发现，有的菜不吸油，有的菜很容易吸油。对于吸油的菜，可以采取腌制法、焯水法来减少吸油量。比如茄子，可以将茄子切块后用少量盐腌上几分钟，腌出水分就证明已破坏了它的海绵质，这样再下锅就能减少吸油了；还可以将茄子放入沸水焯一下，焯至半熟再炒也可以减少吸油量。

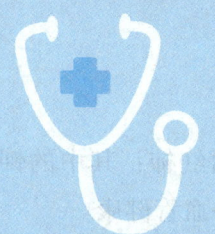

吃素食，血压还会高吗？

52岁的教师高女士，患有高血压。一直以来，她都在服用降压药，但最近效果不那么理想了，体重也逐渐上升。医生建议她控制体重，为了更好地控制血压和减重，3个月前，高女士决定改吃素食，希望通过改变饮食，来减少对药物的依赖。

高女士断绝了一切肉类、奶制品和蛋类，每天主要食用蔬菜、水果、豆类和一些谷物。她认为，植物性食物富含纤维和矿物质，对健康有益，尤其是对高血压有帮助。

她一天的饮食如下：

早餐：燕麦粥搭配坚果和水果。

午餐：清炒时蔬（如西兰花、豆腐、青菜）搭配米饭。

晚餐：一大碗蔬菜汤，配有全麦面包或糙米。

3个月过去了，高女士发现体重确实略有下降，但血压并没有明显改善，仍然在150/95 mmHg左右。李女士感到困惑和失望，难道吃素无法调节血压吗？

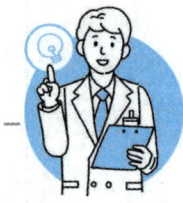

快问快答

问 素食不够清淡吗？为什么不能降压？

答：长期食素不但于病情无益，还会让身体营养失衡。

很多高血压患者存在肥胖、超重的问题，因此医生通常会给出清淡饮食或控制体重的建议。但清淡饮食并不代表全素食，长期食素不但于病情无益，还会让身体营养失衡。

1. 缺乏动物蛋白导致代谢功能下降

素食中的植物蛋白不如动物蛋白（如鱼、蛋、肉类）更接近人体需求，动物蛋白含有的氨基酸尤其有助于维持肌肉和代谢健康。缺乏动物蛋白会导致代谢功能下降，影响体内平衡，进而影响血压调节。

2. 矿物质摄入不足，导致贫血

素食者容易缺乏一些关键矿物质，如钙和铁。钙对于血管的健康和血压调节至关重要，而缺乏铁可能导致贫血，进而引发其他健康问题。此外，植物性食物中的钙和铁的吸收率通常不如动物性食物高。

3. 脂肪摄入不足，降低免疫力

长期缺乏动物性食品中的脂肪和特定营养素（如维生素 B_{12}、铁和锌）会削弱免疫功能，长期素食者可能面临更高的感染和疾病风险，而免疫功能下降也会间接影响血压控制。

4. 过度依赖碳水化合物

素食者缺乏热量来源，只能依赖谷物等淀粉类食物来获取，导致碳水化合物摄入过多。这种饮食模式可能引发血糖波动，影响胰岛素敏感性，并可能导致体重增加，而体重增加是高血压的一个重要风险因素。

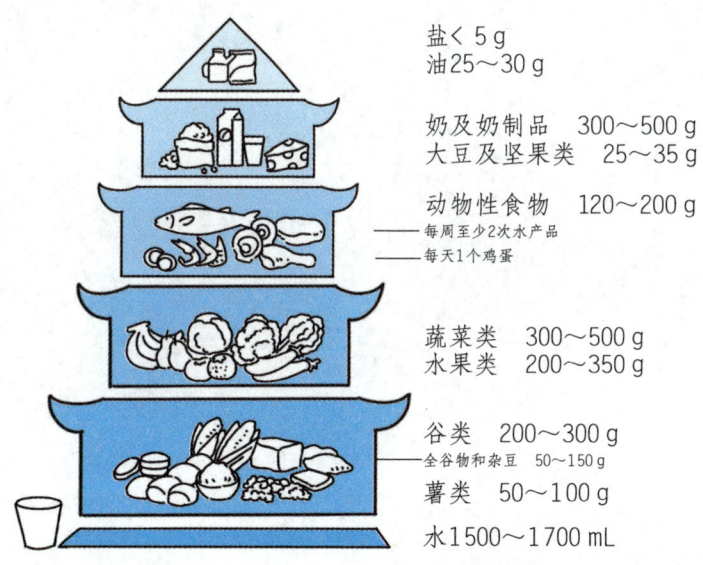

知识拓展

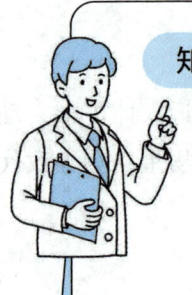

中国居民平衡膳食宝塔

中国居民平衡膳食宝塔是根据《中国居民膳食指南》，结合我国居民特有的膳食结构，将平衡膳食的有效原则量化为各类食物的重量，从而构建的一个较为理想的营养膳食模式。中国居民可以以此为标准，保持营养均衡饮食，并坚持合理运动。

高血压患者能喝酒吗？

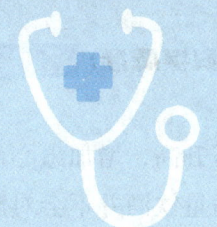

赵先生，40岁，是一家销售公司的部门经理，工作压力大，经常需要喝酒应酬。渐渐地，赵先生养成了喝酒的习惯，没有应酬的时候也要独自喝上几杯。一年前，赵先生在体检中被诊断出患有高血压，血压值为160/105 mmHg。医生建议他服药、戒酒，因为酗酒会加剧血压升高，对心血管健康非常不利。

赵先生虽然接受了医生的服药建议，但没有彻底戒酒。他认为突然戒酒不仅不现实，还会影响日常的应酬和社交生活，于是做了"折中"的决定，减少饮酒量，每天少喝一点儿。起初，赵先生自我感觉不错，便没有严格监测血压，也不再减少饮酒量，偶尔还会在应酬时多喝几杯。几个月后，赵先生开始出现不适症状，尤其每次喝完酒后，就会头晕、心跳加快。一天晚上，赵先生在家里吃晚饭时，突然感到胸闷、头痛剧烈，随后昏倒在地。家人立刻将他送往医院急诊室。经过紧急检查，医生发现赵先生的血压急剧飙升到200/120 mmHg，出现高血压危象，情况非常危急。被抢救过来后，赵先生才意识到酒精的危害。

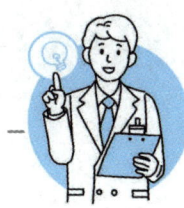

快问快答

问 高血压患者能不能少量饮酒？

答：应尽量限制饮酒。

高血压患者应尽量限制饮酒，特别是应限制过量饮酒。过量饮酒会导致血压升高，增加患心血管疾病的风险。虽然酒精对人体的影响因人而异，有些人适量饮酒并不会对健康产生太大的负面影响，但对于高血压患者，严格控制酒精摄入量是非常重要的。

1. 酒精对血压的影响

饮酒会引起短时间内的血压升高，因为酒精能刺激交感神经系统，导致血管收缩，增加心率和血管阻力，从而引发血压升高。长期过量饮酒会导致血压持续升高，增加患高血压的风险。因此，长期过量饮酒的人患高血压的概率比不饮酒的人高得多。

2. 酒精与降压药的相互作用

高血压患者通常会服用降压药物，饮酒可能会干扰药物的效果，削弱药物对血压的控制作用，甚至引发不良反应。

3. 增加心血管疾病风险

高血压患者长期大量饮酒会加重心脏负担，增加患酒精性心肌病、心律不齐和中风的风险。酒精还会导致血管硬化、血脂异常，进而加剧高血压的危害。

该怎么控制适量饮酒的"度"？

虽然不建议高血压患者过量饮酒，但在血压控制良好的情况下，偶尔适量饮酒也不会带来严重的负面影响。然而，即便是适量饮酒，仍需非常谨慎。每天饮酒量不应超过 300mL 红酒、700mL 啤酒或 60mL 白酒。

对于血压控制不佳的患者，建议完全避免饮酒。

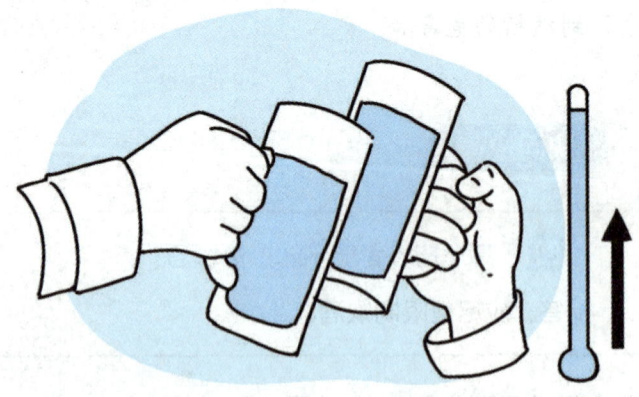

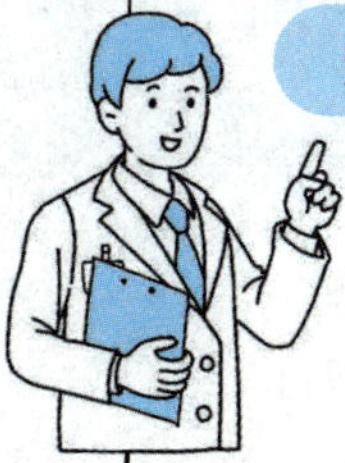

03 高血压的防与治，健康饮食是关键

> **知识拓展**
>
> ### 酒的类型对血压的影响
>
> 红酒：少量饮用红酒被认为有益于心血管健康，这是因为它含有抗氧化剂，如白藜芦醇。然而，这一效应仅限于极少量饮用，而且效果因人而异。
>
> 啤酒：啤酒含有较多的碳水化合物和热量，长期饮用容易导致体重增加，间接导致血压升高。啤酒中的酒精含量虽然低于烈酒，但大量饮用同样对血压不利。
>
> 白酒：白酒属于烈酒，酒精浓度较高，对血压的影响较大，高血压患者应特别避免。

玉米须水这种偏方可信吗？

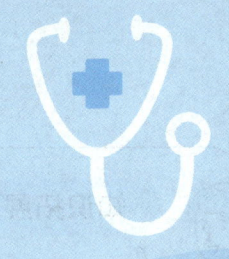

刘大妈60岁，饮食比较清淡，身体也很健康，最近却检查出高血压，血压值达到160/100 mmHg。医生建议她服用降压药，并叮嘱她每天测量血压。起初，刘大妈遵循医生的建议，每天服药、测量血压，血压得到了有效控制。可时间一长，刘大妈就以"是药三分毒"为由不再坚持服药了。

一天，刘大妈听到了一个乡间秘方——服用玉米须水可以降血压。她立刻来了兴趣，觉得玉米须水是天然的东西，没有副作用，比吃药安全多了。就这样，刘大妈不再服用降压药，而是每天煮上一大锅玉米须水，全天代替饮用水喝。服用两天后，刘大妈没觉得身体不适，血压也正常，于是继续服用，而且不再每天量血压。

几周后，刘大妈开始出现头晕、乏力、心跳加速的症状，这才想起来测血压，结果显示180/110 mmHg，情况十分危险。刘大妈这才后悔莫及。

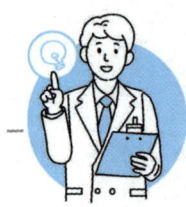

快问快答

问 服用玉米须水降血压，这种偏方可信吗？

答：偏方不可盲信。

玉米须水是一种民间偏方，在过去有"龙须"之称，有利尿清热、降血压的功效。玉米须水的降压效果来源于利尿作用，它能促进体内多余水分和钠的排出，从而帮助降低血容量，间接降低血压。当机体排出多余的钠后，因钠

03 高血压的防与治，健康饮食是关键

潴留引起的高血压也可得到缓解。玉米须中所含的钾也有助于中和体内的钠，进而调节电解质平衡和血压。

虽然玉米须水作为传统草药被广泛使用，但玉米须水的降压效果较为温和，适合血压波动不大或轻度高血压的人群。对于中重度高血压患者，玉米须水的效果通常不明显，也无法替代降压药。

目前，关于玉米须水对高血压的治疗效果，临床研究较少，证据不够充分，而且不同个体对玉米须水的反应有所不同：有些人对玉米须的利尿作用比较敏感，血压会出现短暂下降的情况，而其他人服用后效果则较弱或无效。

因此，高血压患者可以将玉米须水作为一种辅助调理手段，但不应将其作为主要治疗方式。饮用过多的玉米须水，还可能会导致体内钾或钠的失衡，肾脏功能不佳的人群需要谨慎使用。总之，患者应根据医生的建议，综合采用药物治疗、调整饮食和改变生活方式来控制血压。

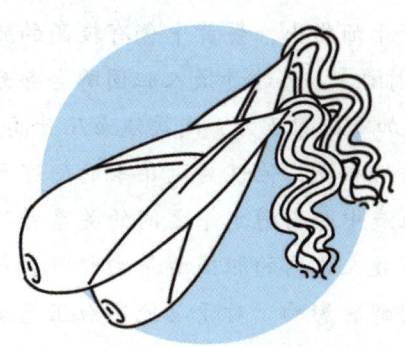

知识拓展

高血压可以根治吗？

虽然市面上有很多宣称能根治高血压的偏方或保健品，但遗憾的是，目前还没有能根治原发性高血压的药物。降压药也只能降低血压，并不能根治高血压。所以，高血压患者最好不要盲目迷信偏方，更不能为了追求所谓的"天然疗法"而忽视了科学治疗。

高血压患者不能吃蛋黄吗?

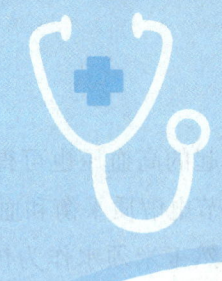

李女士不喜欢吃肉,但十分喜欢吃鸡蛋,每天煮蛋、煎蛋、炒蛋,一样也不能少。然而,自从确诊为高血压病后,周围人常常跟她说蛋黄中含有较高的胆固醇,会导致血压升高、血管硬化等,劝她不要吃蛋黄。

李女士表示疑惑,为了弄清楚这个问题,特意询问了营养师和她的主治医生。营养师指出,蛋黄中含有较高的胆固醇(每个蛋黄大约含 200 mg 胆固醇),而过量摄入胆固醇会导致动脉硬化,增加血栓形成的风险,加重血管压力,间接使血压升高。

医生的观点恰恰相反,他认为近年来的研究已经证明,饮食中胆固醇的摄入与血液中胆固醇水平之间的关系并不像人们以前认为的那样密切。大多数人体内的胆固醇是由肝脏自行合成的,而不是直接受饮食中胆固醇的影响。对于单纯高血压患者,吃适量蛋黄并不会显著增加患心血管疾病的风险。

李女士更加困惑了,不知道到底该不该戒掉喜欢的蛋黄。

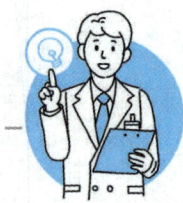

快问快答

问 那么,高血压患者究竟能不能吃蛋黄呢?

答:能吃。

很多老年人一听说自己胆固醇高了或血压高了,就不敢吃蛋黄了,这其实是个误区。适量摄入胆固醇并不会对血液中的胆固醇水平造成影响。也就是说，虽然蛋黄含有胆固醇，但食用适量蛋黄不会导致血液中胆固醇升高。

其实，蛋黄中富含多种有益的营养成分，如维生素D、B族维生素、胆碱以及ω-3脂肪酸。这些营养素对心血管健康、脑功能和神经系统有积极作用，适量摄入蛋黄可以帮助高血压患者维持整体健康。

不过，高血压患者的饮食不应过于极端，避免因某些食物或营养素食用过量，导致营养不均衡。所以，应该适量吃蛋黄——例如，每天或每隔几天吃一个鸡蛋。高血压患者合理饮食的重点在于控制整体饮食中盐、饱和脂肪和反式脂肪的摄入，而不是过分限制蛋黄。

当然，对于那些伴有高胆固醇血症的患者，由于他们对胆固醇更加敏感，蛋黄应被限制食用。而没有其他心血管风险因素的高血压患者，则可以适量食用蛋黄。

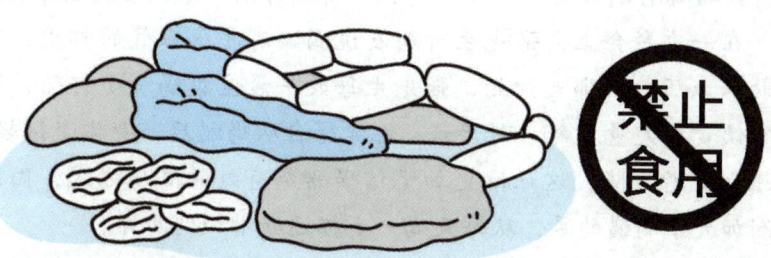

知识拓展

日常饮食中，哪些食物高血压患者碰不得？

油条：高热量、高钠。

香肠：高脂肪、高热量。

腊肉：高盐、高脂肪、高热量。

动物内脏：高胆固醇。

果脯/蜜饯：高糖、高盐。

多喝醋能降血压吗？

张先生，46岁，是一名工厂主管，几年前被诊断为高血压，血压在 150/95 mmHg 左右。医生建议他通过药物控制血压，同时配合健康的饮食和生活方式。但张先生对长期服用降压药有些排斥，总觉得药物都有副作用，便开始寻找"自然疗法"来代替药物治疗。

在一次聚会上，张先生听朋友说喝醋有扩张血管的作用，可以帮助降血压。从那天开始，张先生每天早晨空腹喝一小杯醋，还在日常饮食中大量加醋。刚开始，他觉得自从喝醋后，身体变得轻松，血压也有所下降。这让他更加坚信喝醋是有效的降压方式，因此他逐渐加大了喝醋的量，从每天喝一小杯逐渐增加到两杯。

几个月后，张先生开始感到不适。每天早晨喝完醋后，他感到胃部有轻微的灼热感和不适，但他没有太在意，认为这是"排毒反应"。随着时间的推移，这种不适感变得越来越严重，胃部的灼热感和隐痛开始持续，张先生甚至在进食时都能感觉食道有灼烧感和刺痛。

在家人的劝导下，张先生去医院就医，胃镜检查显示他的食道黏膜已经受损，并伴有轻度的食管炎。医生怀疑这是长期摄入醋酸导致的食道和胃黏膜腐蚀。

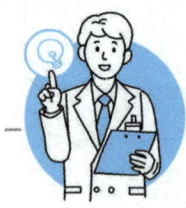

快问快答

问 喝醋对降血压有帮助吗？

答：没有。

03 高血压的防与治，健康饮食是关键

中国人历来有食醋的习惯，因为醋中含有醋酸和多种氨基酸等营养物质，还有一定的消炎杀菌作用。民间更有"醋是粮食精"的说法，说食醋能驱百病。其实，说到底，醋只不过是一种调味品，不能取代药物，更不能降血压、治百病。

醋的主要成分是醋酸，确实有一定的扩血管作用，但这种作用非常微弱，远远达不到临床上有效降压的标准。长期大量饮用醋反而会对胃和食道的黏膜造成损伤。

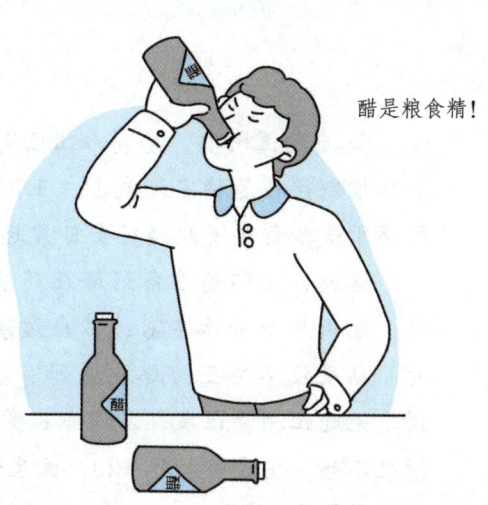

醋是粮食精！

高血压需要通过正规手段来治疗，盲目依赖"自然疗法"反而可能加重病情。如果张先生继续不合理摄入醋酸，甚至有可能进一步发展为食管溃疡或更严重的食管疾病。高血压患者应该遵循医生的建议，科学管理血压，并避免采用可能对身体有害的偏方。

知识拓展

红酒泡洋葱能治疗高血压吗？

民间流传着用红酒泡洋葱能治疗高血压的说法，这也是无稽之谈。食用洋葱的确对保护心脑血管有一定的作用；适量饮用红酒也能扩张血管。然而，用红酒泡洋葱也顶多算作一种食疗，根本不能取代药物治疗。凡是市面上所售处方药，都是经过大量临床验证的，是有科学依据的，而民间食疗远远达不到药物治疗的效果。

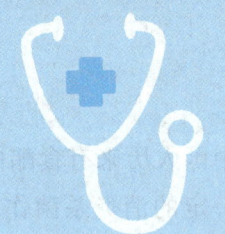

牛奶会不会让血压升高？

68岁的王阿婆，患高血压已有十年，因遵医嘱按时服用降压药，血压控制得较为稳定。最近，王阿婆的孙女放暑假，跟她住在一起，阿婆于是担负起了照顾孙女日常起居的任务。

这天，王阿婆准备好降压药后，看到桌子上孙女喝剩的半杯牛奶，想着牛奶营养丰富，不应该浪费，就顺手用半杯牛奶送服了药片。结果没多久王阿婆就感到有些不适，头晕、心跳加快、呼吸急促。她赶忙测量血压，发现血压竟飙升到190/110 mmHg。阿婆知道情况不妙，迅速拨打了120，医生对阿婆进行了紧急处理，同时询问阿婆早晨服药情况。

阿婆这才回想起早晨用孙女剩下的牛奶送服了降压药，医生意识到问题的关键可能就在这里。

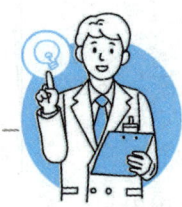

快问快答

问 喝牛奶会让血压升高吗？

答：喝牛奶并不会直接导致血压升高。

相反，适量饮用低脂或无脂牛奶对血压管理还有一定的积极作用。牛奶含有多种有益于心血管健康的营养成分，如钙、钾和维生素D，这些成分对控制血压有帮助。

然而，牛奶、酸奶、奶酪等虽然是营养丰富的食物，但它们可能会抑制降压药的作用。这是因为牛奶中含有大量的酪胺，正常情况下，人体会分泌一

03 高血压的防与治，健康饮食是关键

种酶将多余的酪胺分解掉，但降压药正好会抑制这种酶的活性，结果酪胺在人体内积聚过多，就会引起血压升高、心跳加快，甚至危及生命。

另外，牛奶的分子颗粒十分细腻，与降压药同时服用，会包裹住药物分子的表面，影响药效。因此，患者在服降压药时应严格遵循医生的建议，用水送服药物，避免与干扰药物吸收的食物同时服用，比如，患者应在服用降压药后，间隔1小时再饮用牛奶。

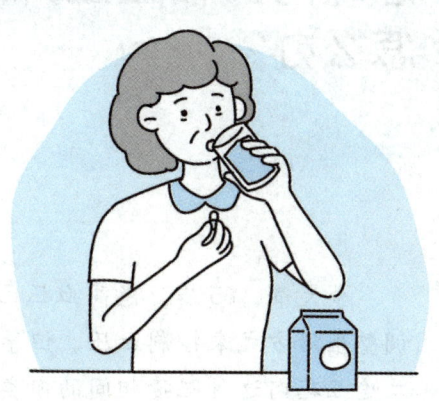

知识拓展

不能与药同食的饮品还有哪些？

果汁：果汁中的维生素 C 等酸性物质，会中和碱性药物，降低药效。有的水果能扰乱代谢药物的酶，使药量堆积在体内，产生毒副作用。

茶：茶中含有大量的鞣质，会和药品中的有效成分结合发生反应，使药物失去活性，阻止人体吸收。

咖啡：咖啡中的咖啡因属于中枢性兴奋剂，在服用中枢抑制药如抗抑郁药、激素制剂等时，同时饮用咖啡会降低药物的疗效。

含酒精的饮品："头孢配酒，说走就走"可不是危言耸听。其实，除抗生素类药物外，还有很多药物在服用期间患者需要注意避免摄入酒精，如甲硝唑、替硝唑、解热镇痛类、催眠药。这些药物会抑制酒精在体内的代谢，容易出现"双硫仑样反应"。

想吃肉又怕血压升高，怎么办？

李大爷，65岁，患高血压已经5年了，一直通过服用降压药和调整生活方式来控制血压。但李大爷一直是个肉食爱好者，尤其喜欢吃五花肉这种肥瘦相间的肉类。为了控制血压，他已经很久没有尽兴地吃肉了。这天晚上，他的儿子从外地回来，李大爷特意做了红烧五花肉，并忍不住吃了好几块，油腻的口感让他觉得非常满足。儿子劝他少吃一些，但李大爷认为偶尔吃一次没什么大问题。

第二天早晨，李大爷起床后感到头晕、心跳加速，整个人觉得无力。他意识到自己的血压可能出了问题，于是立即用家里的血压计测量。结果发现，血压飙升到了180/110 mmHg，远高于平时的水平。李大爷的家人见状，赶紧把他送往医院就诊。医生在了解了李大爷的病史和饮食情况后，认为头天晚上的五花肉可能是导致这次血压飙升的关键因素。五花肉含有大量的饱和脂肪，而高脂肪食物会导致血液黏稠度增加，增加血管阻力，直接引起血压上升。此外，高脂肪食物还会使心脏负担加重，促使体内交感神经系统活跃，引发血管收缩，导致血压升高。而且高血脂和高血压的组合很容易引发心肌梗死或中风。这下，李大爷总算长了记性，再也不敢吃五花肉了。

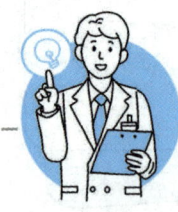

快问快答

问　高血压患者不能吃肉吗？

答：高血压患者是可以适量吃肉的。

03 高血压的防与治，健康饮食是关键

高血压患者可以食用富含蛋白质的瘦肉，如鸡肉、鱼肉、瘦牛肉等，这些肉类含有较少的饱和脂肪，有助于保持身体的肌肉量和营养平衡。鱼类中的 ω-3 脂肪酸对心血管健康有积极作用，能够帮助降低血压，减少炎症。

高血压患者真正应该避免的是高脂肪肉类。肥肉（如五花肉）和加工肉（如香肠、培根、腊肉等）含有大量的饱和脂肪和钠，会提高血液中的胆固醇水平和增加血管阻力，导致血压升高。长期摄入高脂肪肉类还会增加动脉粥样硬化的风险，加重心血管疾病的负担。

那么，高血压患者想吃肉了该怎么办？

高血压患者吃肉时，可以选择健康的烹饪方式，如蒸、煮、烤等，避免油炸、煎制。过多的油脂会增加膳食脂肪的摄入，不利于控制血压。同时，烹饪时要控制盐的用量，尽量选择用香草、蒜、姜等天然调味料，降低用盐量。

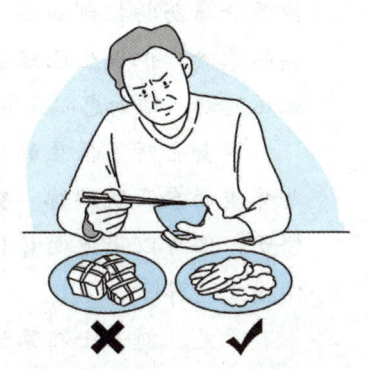

同时，高血压患者还应该合理控制肉类摄入量。虽然高血压患者不需要完全戒肉，但每日肉类摄入量应该适量，每餐以 90～120 g 为宜。适量的蛋白质摄入对身体有益，但过多的肥肉和红肉，可能会对血压产生负面影响。

知识拓展

脂肪的热量有多高？

在所有营养素中，脂肪的热量是最高的，1 g 脂肪可产生 9 kcal 热量（1 kcal 即 1000 cal，kcal 作为常用能量单位，与焦耳的换算标准是"1 kcal 等于 4184 J"），人体每积累 7000 kcal 热量，就会增加 1 kg 的体重。每天如果多吃 15 g 脂肪，就相当于每天多摄入 135 kcal 热量，日积月累下来，体重一年就会增加 7 kg 左右。

高血压患者想吃零食怎么办？

55岁的刘女士是一位退休教师，几年前被诊断为高血压，平时依赖降压药物控制血压。她特别喜欢吃零食，尤其喜欢薯片、饼干类的零食，但医生已经明确告诉她这些零食里面的盐和脂肪会加重血压波动，增加患心血管疾病的风险。

刘女士听了医生的建议，戒掉了零食，但有时候忍不住想吃一些味重的东西解解馋。突然，她灵机一动，想到虽然不能吃薯片和饼干，但可以用泡面替代，而且还可以把泡面当作一种简餐，既能饱腹又能解馋。

于是，刘女士在家里囤了一些泡面，每天午后或者晚间当作零食来吃。她对自己的"聪明决策"很满意，认为这比吃零食健康得多。一周后，刘女士开始感觉不对劲，时常感到口渴、头晕，夜间心跳加快，早晨醒来后疲惫不堪。为了确定情况，她用家里的血压计测量血压，结果发现血压飙升到了170/105 mmHg，比她平时的血压水平高出了很多。

刘女士赶紧就医，医生解释说，泡面属于高盐高脂加工食品，虽然刘女士认为泡面比零食健康，但实际上泡面中的油盐分量非常高，几乎一桶泡面就高于一天的油、盐标准摄入量了。

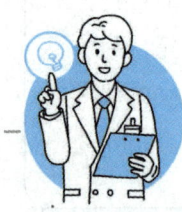

快问快答

问 高血压患者想吃零食时该怎么办？

答：有选择地吃。

高血压患者在想吃零食时，可以选择一些健康、低盐、低脂的替代品，这样既能满足口腹之欲，又不会对血压产生负面影响。在选择零食时，高血压患者需要注意以下事项：

1. 严格控制钠的摄入

每日钠的摄入量不要超过 2000 mg（大约 5 g 食盐中的钠含量）。高血压患者应特别关注食品包装袋上的钠含量标注，避免食用高盐食物。

2. 选择健康的零食

可以选择一些健康的零食替代方便面和薯片，如新鲜水果、坚果（无盐）、酸奶等，这些食物不仅美味，还能提供有益的营养，不会对血压产生负面影响。

高血压患者可以吃哪些零食？

1. 新鲜水果

水果是最佳零食选择，它们富含维生素、矿物质和纤维，尤其是钾含量高的水果，如香蕉、橙子、苹果、猕猴桃、葡萄、草莓等。钾有助于中和体内的钠，帮助控制血压。

浆果类水果（如蓝莓、覆盆子、黑莓）含有丰富的抗氧化物质，可以改善血管功能，降低血压。

2. 无盐坚果

坚果如杏仁、核桃、开心果等富含健康的脂肪（如 ω-3 脂肪酸和单不饱和脂肪酸），对心血管有保护作用。坚果还富含纤维和镁，有助于控制血压。但要注意选择无盐坚果。

3. 低脂酸奶

低脂酸奶是富含蛋白质和钙的健康零食，能够提供饱腹感和营养。搭配水果或少量坚果食用可使口感更加丰富，营养更加均衡。

4. 全麦饼干或烤燕麦片

全麦饼干和烤燕麦片富含膳食纤维，可以帮助维持血糖稳定，并有助于减轻饥饿感。选择无盐或低盐的全麦饼干更为健康。

5. 烤海苔（无盐或低盐）

烤海苔是一种轻便的零食，低热量、低脂肪，且富含钾、镁等矿物质，对高血压患者有一定好处。一定要选择无盐或低盐的海苔，以避免摄入过多钠。

6. 黑巧克力

黑巧克力富含黄酮类化合物，有助于改善血管功能，适量食用（每日 20～30 g，至少 70% 的可可含量）对高血压患者有益。注意不要选择含糖量高的巧克力，且应适量食用。

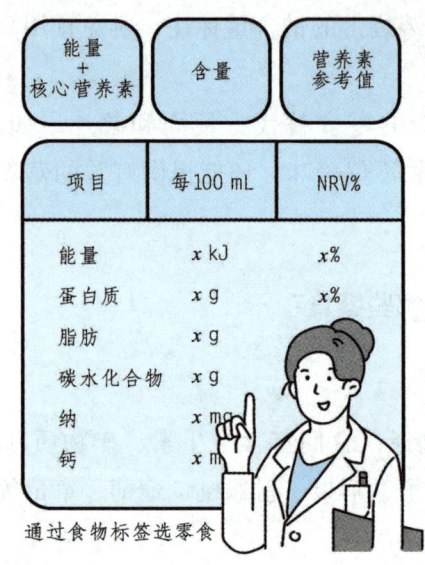

通过食物标签选零食

知识拓展

可以调控血压的调味料

葱、姜、蒜、花椒，人称"调味四君子"，可在高血压患者的日常饮食中适当加入，不仅能调味、杀菌，还有利于控制用盐量。

04

迈开腿，控好血压少受罪

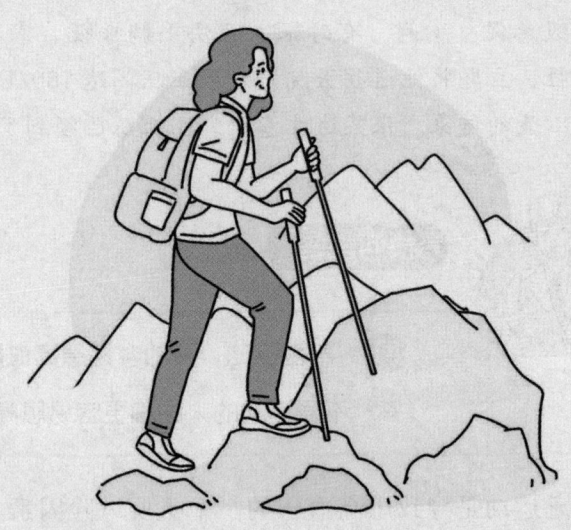

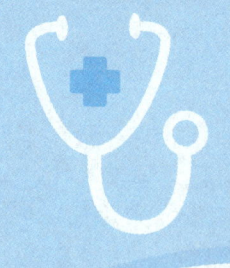

不爱运动的人更容易患高血压吗?

张某,29 岁,是一名办公软件开发公司的程序员。由于工作繁忙,张某很少进行体育锻炼。他平时生活习惯不健康,喜爱高热量食物,尤其喜欢吃夜宵和外卖,加上缺乏运动、长期久坐,他的体重逐渐上升。身高 1.75 m,体重却高达 130 kg,BMI 指数显示他已属于重度肥胖。

两年前,张某在体检时,血压已经到了 140/90 mmHg 左右。医生建议他合理运动、控制饮食、减轻体重。然而,张某并没有太在意,他觉得自己年轻且没有明显症状,所以没有遵医嘱,也没有用药。

在接下来的两年里,张某偶尔会感到头痛、心悸等,但他认为只是因为工作累,便通过喝咖啡、能量饮料来缓解疲劳。不久前,张某患上了重感冒,出现发热、咳嗽、乏力等症状。他自行在家服用了感冒药,但并没有好转,五六天后,感冒症状加重,甚至出现呼吸急促、胸闷,有时根本无法平躺呼吸。家人意识到了情况的严重性,立即将他送往医院,发现血压高达 180/110 mmHg,已出现急性心衰的迹象。张某这才意识到高血压已经到了如此严重的地步。

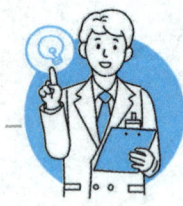

快问快答

问 不爱运动,真的容易患高血压吗?

答:不爱运动的人的确更容易患高血压。

缺乏运动是导致患高血压的一个重要风险因素。长期缺乏运动最明显的表现就是会导致体重增加、身体肥胖。肥胖本身就容易导致身体出现一些健康问题，如肥胖可导致糖耐量异常或者糖尿病。肥胖也可引起血脂异常，增加患动脉粥样硬化的风险。而血脂、血糖异常还容易引起糖尿病、冠心病等，这也是引发高血压的危险因素。由此可见，不爱运动是一种非常不健康的生活方式，虽然不会直接导致高血压，但随着身体代谢功能的紊乱，不爱运动者患高血压的概率最终会大大高于进行规律体育锻炼的人群。

年轻人身体虽然有一定的恢复能力，但如果长期处于不健康的生活状态之中，尤其是缺乏运动、忽视对血压的控制，就会像案例中的张某一样，患上严重的心血管疾病。高血压通常被称为"无声的杀手"，这是因为它在早期可能没有明显症状，但如果不加以控制，会对心脏、肾脏、脑血管等造成长期损害，甚至引发致命的并发症，如心力衰竭、心肌梗死或中风。因此，定期体检、及时干预高血压以及保持健康的生活方式对于年轻人同样重要。

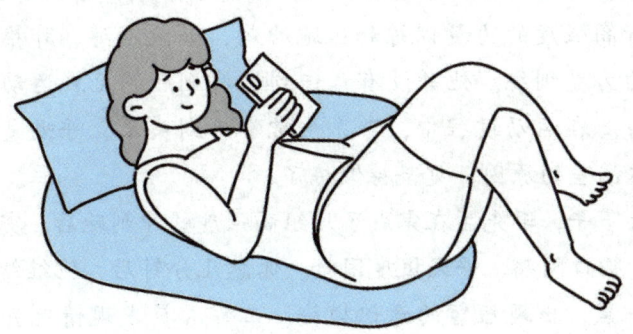

知识拓展

年轻人也会发生心衰吗？

心衰也会发生在年轻人身上。现在的上班族大多久坐，缺乏体力劳动，又喜欢熬夜追剧打游戏，饮食不规律，很容易增加心脏负担或让血压升高。一旦发生呼吸道感染等疾病而得不到有效治疗，或者自行服药而贻误了病情，就容易诱发急性心衰。

高血压患者适合有氧运动还是无氧运动？

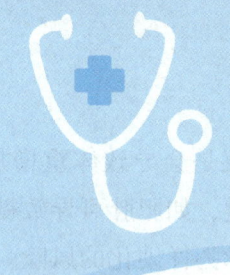

　　35岁的李先生身高1.78 m，体重85 kg。在一次体检中，李先生被诊断出轻度高血压，医生建议他通过改善饮食和增加运动来控制血压。由于平时缺乏运动，李先生决定遵医嘱进行锻炼，希望快速降低血压。

　　然而，李先生对运动种类和强度没有概念，他听说许多人通过短时间的运动能迅速改善健康状况，便急于求成，每天都去健身房，重点进行高强度的力量训练和短跑冲刺，如做深蹲、卧推、硬拉等高负荷的力量训练。他并没有意识到这些剧烈的无氧运动会给自己带来危害。在运动过程中，李先生常常感到头晕、呼吸急促，但他以为是体质差的原因，更坚持锻炼了。

　　一天下午，李先生在完成了几组高强度的冲刺跑后，突然感到剧烈头痛，胸口闷痛，呼吸极度困难。休息几分钟后，他继续训练，结果眼前一黑，出现短暂的意识模糊。工作人员发现情况异常，立即拨打了急救电话。急救人员在为他检测血压时发现他的血压飙升至200/120 mmHg，已属于危急状态，即因血压急速升高，导致心血管系统和器官功能受到损害。通过紧急处理，医生控制了李先生的血压水平，但医生表示，如果再晚些送来，李先生可能会出现心力衰竭或脑出血。

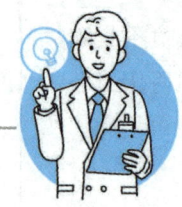

快问快答

问 什么是有氧运动和无氧运动，高血压患者更适合哪种运动？

答：高血压患者更适合有氧运动。

有氧运动和无氧运动的主要区别在于运动时肌肉获取能量的方式以及持续时间和强度的不同。有氧运动是指身体在运动时能够充分利用氧气进行能量代谢的运动形式。通常有氧运动的强度较低或中等，但持续时间较长，身体主要通过燃烧脂肪和碳水化合物来提供能量。无氧运动是指短时间内进行高强度的运动，身体无法依靠氧气来供应能量，而是通过无氧代谢迅速分解肌肉中的糖原来产生能量。由于能量供应有限，无氧运动持续时间较短。

无氧运动（如举重和短跑冲刺）在短时间内会导致心跳急剧加快，血压飙升，由于高血压患者的血管弹性较差，在压力骤升的情况下，容易发生心血管事故。因此，无氧运动并不适合未经训练的高血压患者，甚至容易使其出现致命并发症。而适度的有氧运动（如快走、慢跑、骑车、太极拳等）才是高血压患者更安全有效的选择。因此，高血压患者在开始锻炼前应咨询医生或运动专家，制定适合自己的安全运动计划。

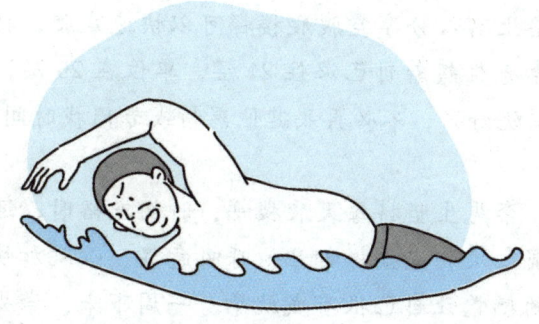

知识拓展

适合高血压患者的有氧运动有哪些？

高血压患者可以长期进行有氧运动，除了能调控血压外，有氧运动还有利于让患者保持健康的体重，改善机体的新陈代谢。高血压患者可选择的有氧运动项目包括快走、慢跑、骑车、跳舞等，且每次运动不少于 30 分钟，每周 3~4 次才有效。

高血压患者能做哪些减重运动？

李先生，45岁，体重接近100 kg，被诊断为高血压已经5年了。由于长期缺乏锻炼，再加上饮食习惯不健康，李先生的体重一直居高不下。最近一次体检时，医生特别提醒他，过重的体重会增加患高血压的风险，建议他通过合理的饮食和运动来减肥。

李先生很重视医生的建议，开始尝试各种减肥方法。有一次，李先生见网络上有人分享空腹爬楼梯可以快速减肥，特别适合忙碌的上班族。李先生想着自己家住21层，单位在25层，上下楼改乘电梯为爬楼梯就好了，不必再买其他器材或专门找时间做其他运动，简单又省时。

接下来，李先生坚持每天爬楼梯，时间充裕时，还会反复爬一两次。他发现每次爬完楼梯都让他呼吸急促、心跳加快，并认为这种大汗淋漓的感觉让自己很有成就感。一周下来，李先生确实感到体重有所下降，但在爬楼梯时出现了心悸、头晕、胸闷的情况，他认为这是减肥过程中必经的"阵痛"。直到有一天清晨，李先生像往常一样空腹爬楼梯时，突觉一阵头晕目眩，心跳异常加快，还没来得及扶墙便失去了意识，晕倒在了楼梯间。

急救过后，通过询问，医生确认了病因，即李先生在空腹的状态下进行高强度的爬楼梯运动，加上他本身患有高血压，导致了危险的血压波动和心脏负荷过大，最终引发了晕厥。

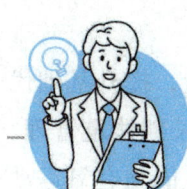

快问快答

问 高血压患者能做哪些减重运动？

答：以温和、可持续的有氧运动为主。

高血压患者可以进行多种安全有效的减重运动，但必须以温和、可持续的有氧运动为主，同时配合适度的力量训练，以避免剧烈运动带来的血压波动、心脏负荷过大等心血管风险。

1. 快走

快走是一种低冲击的有氧运动，适合各种体能水平的高血压患者。每天30～60分钟的快步走可以帮助燃烧脂肪，促进代谢，是非常有效的减重方式。步行对关节和心血管系统的负担小，能够逐步提高心肺耐力，并安全地控制体重。

2. 骑自行车（室内或室外）

骑自行车是一项中等强度的有氧运动，长时间的持续骑行能有效燃烧卡路里，室外骑行尤其可以增加运动时间，达到更好的减重效果。骑车对膝关节的压力小，且强度可调，适合高血压患者渐进式增加运动量。

3. 游泳

游泳是一种全身性有氧运动，能够锻炼全身肌肉并增强心肺功能。游泳能大量消耗热量，并能提升新陈代谢水平，是减重的理想运动方式。水的浮力能减少对关节的冲击，特别适合体重较大或有关节问题的高血压患者。

4. 慢跑

慢跑是一种较为温和的有氧运动，适合体能稍好的高血压患者。慢跑可以提高心率，快速消耗热量，有助于持续减重。慢跑的强度可以根据体能情况逐步增加，长期坚持慢跑能够增强心肺功能和耐力，同时减脂。

5. 有氧舞蹈

有氧舞蹈是通过节奏性动作来提高心率的一种有趣的减重运动，能通过全身的动作消耗大量热量，长时间坚持可显著减重。舞蹈不仅能够增强心肺功能，还能提升身体的协调性和灵活性，释放情绪，缓解心理压力。

6. 配合有氧运动的力量训练

适度的力量训练（如哑铃、弹力带训练）能够增强肌肉力量，提升基础代谢。力量训练能够增加肌肉量，提高静态能量的消耗，有助于长期体重管理。适当的力量训练不会引起血压剧烈波动，有助于增强体质，并且能与有氧运动相结合，形成良好的减重计划。

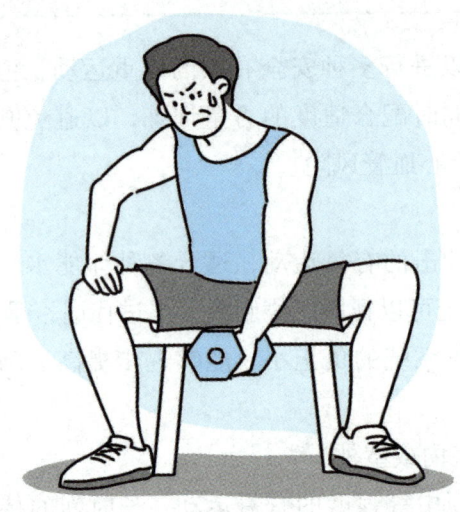

知识拓展

高血压患者运动减重时需要注意的事项

监控血压：高血压患者在进行任何运动之前，都应该先测量血压，确保血压处于相对稳定的范围再开始运动。

逐步增加运动量：运动一定要遵循循序渐进的原则，从低强度运动开始，逐步增加运动量和强度。

保持水分和电解质平衡：运动时出汗较多的患者应及时补充水分，避免体内电解质失衡。

定期复诊：定期去医院复诊，确保血压控制良好，并与医生讨论运动和减重计划，适时调整运动方式。

高血压患者能不能饭后健步走？

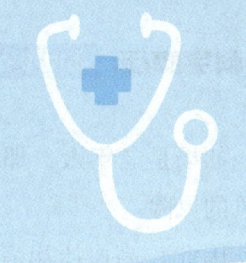

72岁的王大爷患高血压已有十多年，长期通过服用降压药物控制血压。退休后，王大爷生活规律，身体还算健康，且每天晚上吃完晚饭后都要去小区散步一圈，快步行走20～30分钟。

今年入秋后，王大爷有天出门感觉天气有些凉，但又懒得回去穿外套，结果走了大约15分钟，王大爷突然感到头晕、胸闷，步伐沉重。他试图找个地方坐下来休息，但刚走几步，就突然晕倒在地，失去意识。

小区里恰好有几位路过的邻居看到这一幕，立即上前查看，发现王大爷已经昏迷不醒，脸色苍白。他们立即拨打了急救电话，在急救过程中，医生给王大爷测量了血压，发现他的血压异常高，达到190/110 mmHg。医生迅速给王大爷采取了降压措施，并进行了心电图、血氧等系列检查，最终诊断为高血压引发的晕厥。

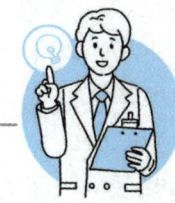

快问快答

问 高血压患者究竟能不能饭后健步走？

答：能，但要讲究方式方法。

老百姓经常说："饭后百步走，活到九十九。"饭后散步有助于消化和吸收，其实是一种非常健康的生活习惯，然而高血压患者如果饭后马上散步，反而有害于身体健康。这是因为饭后血液集中在消化系统，而突然的快步行走可能会对心血管系统造成一定负担，导致血压波动、大脑供血不足，从而引发晕厥。如果是老年人，那么本身血管弹性就差，剧烈的血压波动会增加晕厥甚至中风的风险。

因此，高血压患者可以健步走，但饭后最好先静坐30分钟再快步行走，避免因为过早运动对消化产生不良影响。健步走时，上身最好保持挺直，不要压迫胸部，以免影响心脏泵血功能；应先脚掌着地，避免脚后跟先着地，这样可有效避免大脑因震动而发生一过性头晕。

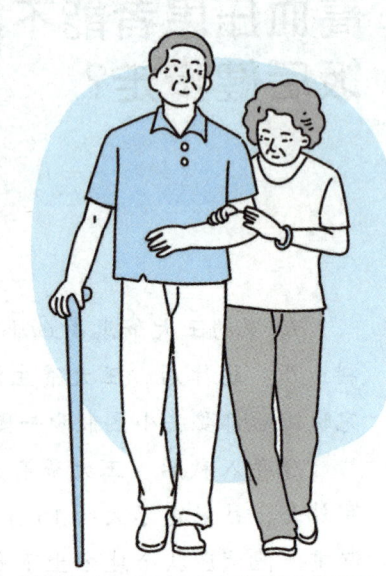

高血压患者应注意饭后健步走的强度，使心率保持在正常范围内，不宜进行高强度的快走。建议每次行走15～30分钟，避免时间过长引起疲劳。

知识拓展

还有哪些疾病患者及人群不宜饭后健步走？

胃下垂、胃溃疡和慢性胃炎患者：需要静坐或躺半小时再活动。

冠心病、心绞痛患者：进食后立马运动可能会诱发心绞痛或心肌梗死。这类患者最好饭后1小时再缓慢行走。

贫血、低血压患者：饭后血液集中在胃部，散步时很容易造成大脑缺血，头晕目眩。这类患者最好晨起散步。

高龄老人：一般来说，72岁以上高龄老人的心脏、血压、肠胃都无法承担饭后健步运动的负荷，所以饭后最好选择静坐休息。

哪些高血压患者不适合运动？

48岁的李某某自几年前被确诊为高血压后，一直拒绝服用降压药，理由是服药会对肝肾产生副作用。一直以来，他都是通过调整饮食和运动的方式来控制血压，如每天晨跑5 km，风雨无阻。

这天，李某某和往常一样在小区附近晨跑。虽然出门前，他感到有些疲惫，但他并没有放在心上，而是仍旧按照日常的节奏跑步。大约跑了2 km后，他突然感到头晕、视线模糊，随后便失去意识，直接倒在了路边。

路过的行人见状，赶忙上前查看，发现李某某已经陷入昏迷，脸色苍白，口中有轻微抽搐的迹象。大家立即拨打了急救电话。救护车赶到后，医护人员迅速将他送往医院抢救。医生立即对他进行了头部CT扫描和其他紧急检查，结果显示，他的脑部大面积出血，医生判断是脑血管破裂——长期高血压导致脑动脉硬化，血管变得脆弱，剧烈运动使血压升高，血管壁承受不住压力而破裂。尽管医生进行了紧急抢救，但由于出血量过大，大脑广泛损伤，李某某最终还是因抢救无效而不幸去世。

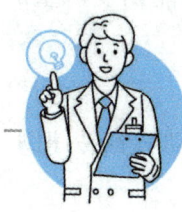

快问快答

问 哪些高血压患者不适合做运动？

答：重度高血压、高血压合并并发症、老年高血压、体质较弱的高血压患者不适合做运动。

晨跑是一项有氧运动，正常情况下对心血管健康有益，但对于未妥善控制血压水平的高血压患者来说，晨起血压本身就高，剧烈运动很容易导致血压急剧升高。这种急性的血压波动可能导致脆弱的脑血管破裂，诱发脑出血。高血压患者对待晨跑乃至所有运动方式都应量力而行，并不是所有高血压患者都适合运动。在某些情况下，运动可能会对健康造成额外的压力，甚至引发危急状况。

1. 重度高血压患者

当患者的收缩压高于 180 mmHg 或舒张压高于 110 mmHg 时，运动可能会进一步使血压升高，增加发生心脏病、中风等急性事件的风险。

2. 高血压急症患者

高血压急症是指血压突然升高并伴有器官损伤的情况，例如心力衰竭、脑出血、视网膜病变等。这类患者需要立即接受急救治疗，禁止任何形式的运动。

3. 合并严重心脏疾病的高血压患者

如果患者合并冠心病、心力衰竭、心律不齐等严重心脏疾病，运动可能会加重心脏负担，增加心肌缺血或心搏骤停的风险。

4. 有脑血管病史的患者

有过中风、短暂性脑缺血发作等脑血管病史的高血压患者，血管较为脆弱，运动过程中血压的波动容易增加再次中风的风险。

5. 高血压合并严重肾脏疾病的患者

高血压往往会加速肾脏疾病的进展，尤其是当肾功能已经出现严重损害时，运动可能会导致肾脏负担进一步加重。

6. 心律失常患者

这类患者的心跳节律不稳定，运动会增加心脏的负荷，可能诱发严重的心律失常，甚至心搏骤停。

7. 老年高血压患者中体质较差或平衡能力较差者

老年人如果血压波动较大或身体虚弱，平衡能力下降，运动时容易摔倒，可能造成骨折或其他严重伤害。

高血压患者在决定进行运动前应咨询医生，确保自身血压处于安全范围，避免高强度运动。只有根据个人健康状况，选择适当的运动方式和强度，定期监控血压变化，才能获得安全的、有益于健康的运动效果。

04 迈开腿，控好血压少受罪

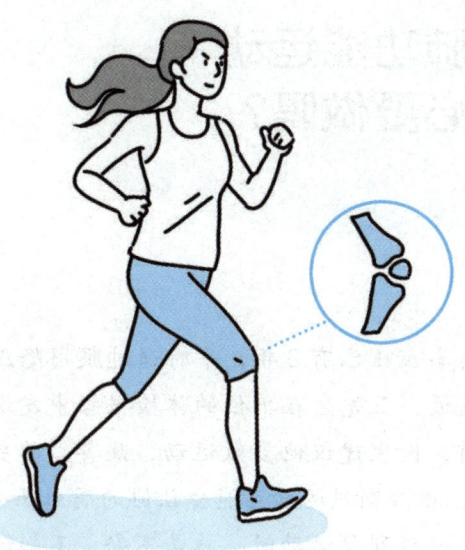

知识拓展

怎样跑步才不伤膝盖？

第一步：先做热身，活动踝关节和膝关节，让整个身体适应后面的运动。

第二步：调整正确的跑步姿势，膝盖微屈，弯曲程度不超过脚尖。

第三步：量力而行。一旦感到疲惫就缓慢停下来，之后一定要做肌肉拉伸，缓解肌肉紧张，消除膝关节疲劳。

什么是心肺功能运动试验？有必要做吗？

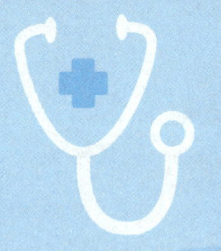

王先生，患高血压已有8年，平时通过服用降压药和控制饮食来维持血压。最近，王先生在单位的体检报告中发现自己的血压控制效果不如从前，医生建议他多做运动，改善心肺功能。但王先生已经年近60岁，担心剧烈运动可能会让他的高血压失控，甚至引发心脏问题。每次他想到要运动时，总是不安，不知道自己的身体能否承受运动的负荷。

这天，王先生和朋友老刘在公园散步时谈起了这个问题。老刘笑了笑，说道："我有个朋友和你情况差不多，平时不运动，怕一动就出事。后来他去医院做了个'心肺功能运动试验'，医生根据结果给他制定了一个适合他的运动计划，现在他每天都运动，血压控制得还不错。"

王先生疑惑："心肺功能运动试验？从来没听过，这是什么东西啊？是不是能让我知道我的身体到底能不能承受运动的负荷？"

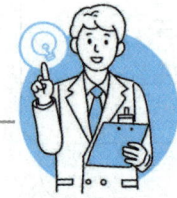

快问快答

问 什么是心肺功能运动试验？高血压患者有必要做吗？

答：心肺功能运动试验是一种测试心肺功能的方法。高血压患者有必要做。

心肺功能运动试验（CPET）是一种全面评估心脏、肺和肌肉系统在运动时如何协调工作的测试方法。它通过监测受试者在运动过程中氧气的摄取、二氧化碳的排出以及心肺系统的反应来评估心肺功能和运动耐力。这项测试可以帮助医生了解心脏和肺在运动时的表现，诊断潜在的心血管、肺部或代谢性疾病。试验过程，即让患者在运动时佩戴一些设备，实时监测心脏、肺和血压的反应。比如，通过让患者在跑步机或者自行车上做逐渐增加强度的运动，医生可以通过设备观察患者在运动时氧气的摄入、二氧化碳的排出、心率的变化等。通过这些数据，医生能准确评估患者的心肺功能，判断患者身体对运动的承受能力。

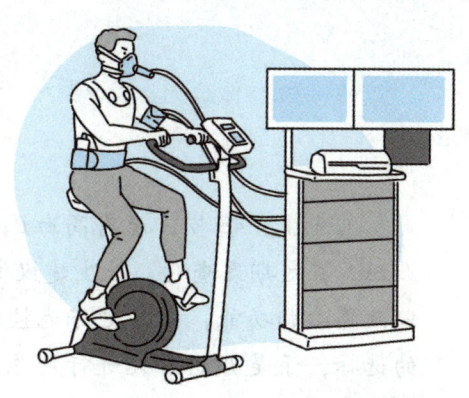

因此，康复期的高血压患者如果想要通过运动来调控血压，十分有必要做一做这项试验，从而选择适合自己的运动形式和运动强度。

知识拓展

心肺功能运动试验的主要测量指标

最大摄氧量和二氧化碳产量：这是 CPET 的核心指标，表示在运动时身体能够摄取并利用的最大氧气量和产生的二氧化碳量，用来评估呼吸和代谢功能。

呼吸交换率：是指运动过程中身体排出的二氧化碳量与摄入的氧气量的比值。

通气量：表示单位时间内肺部的气体流动量，反映肺部的通气能力。

心率：测量运动过程中心率的变化，尤其是最大心率和恢复心率，帮助了解心脏的反应能力以及恢复速度。

无氧阈：当运动强度增加到一定程度时，身体开始依赖无氧代谢产生能量，这时的运动强度称为无氧阈。了解无氧阈可以帮助评估一个人的运动耐力以及训练水平。

运动前后是否需要服用降压药？

刘先生，48岁，患有高血压3年，长期通过服用降压药来控制血压。在定期复查时，医生建议他除了继续服药外，还应适量运动，以改善心肺功能，帮助更好地控制血压。刘先生觉得晨跑是个不错的选择，于是开始每天进行晨跑，通常在早晨6点左右醒来，服下一粒降压药（β受体阻滞剂），然后再出门跑步。

起初，刘先生感觉晨跑对他有好处，跑步后的感觉也比较轻松。然而，几周后，刘先生开始在跑步过程中感到不适，逐渐出现了头晕、心悸的症状。

这天，刘先生像往常一样醒来后，先服用了一粒降压药，休息了大约10分钟后，便出门开始晨跑。跑了不到1 km时，他突然感到一阵头晕，伴随心跳加速和轻微胸闷，接着呼吸急促，整个人站立不稳，差点儿摔倒在地。

刘先生意识到情况不妙，立即停止跑步，蹲在地上休息。几分钟后，头晕和心悸的情况稍微缓解，但他仍然感到非常虚弱。他害怕自己可能出现了严重的健康问题，于是打电话联系家人，随后被送往医院。医生对刘先生进行了全面检查，测量了血压和心电图，最终得出结论：刘先生的头晕和心悸是由药物作用与运动负荷相结合导致的低血压和心率过低所引发的晕厥前兆。为此，医生建议刘先生将服用降压药和晨跑的时间错开，从而防止再次发生危险情况。

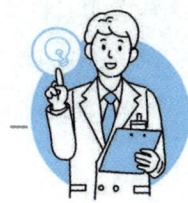

快问快答

问 运动前后是否需要服用降压药？

答：不需要。

运动前后服用降压药，有可能会影响药效，从而导致危险情况的发生。降压药和运动都会让人体血压产生波动，如果两者作用时间重叠，血压可能就会剧烈波动。比如，刘先生清晨的血压本来就偏低，而他服用的 β 受体阻滞剂不仅再次降低了血压，也降低了心率。运动会使心跳加快，但由于药物的影响，刘先生的心脏在运动时无法正常通过加快心率维持足够的血流量，结果就导致大脑供血不足，产生头晕或晕厥。

因此，高血压患者有必要错开服用降压药和运动的时间，最好将运动时间调整到血压波动较小的时间段，比如傍晚。傍晚运动不但有助于稳定血压，还能改善睡眠质量。

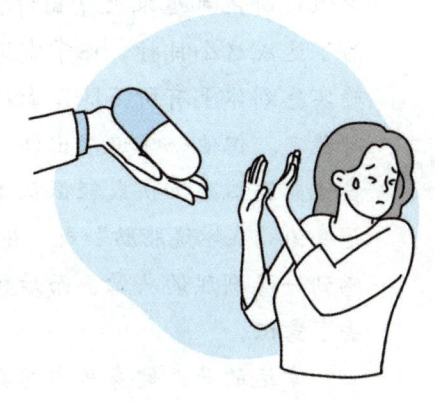

知识拓展

三高患者的运动时间安排

除了高血压患者外，糖尿病患者和高血脂患者也需要特别注意运动和服药时间。糖尿病患者在运动前后服药有可能导致低血糖，因此最好将时间错开；高血脂患者在运动前后服药也会影响药效，应合理安排运动和服药时间。

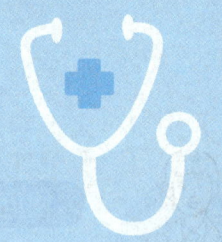

出了汗才算有效运动吗？

50岁的张先生体形偏胖，几年前被诊断为高血压。为了控制血压，他开始积极运动，因为他听说出汗越多运动效果越好，于是每次锻炼时他都追求大量出汗，认为只有汗流浃背才算是有效运动。为了达成这个目标，他常常选择高强度的运动方式。起初，张先生确实感到体重有所下降，血压在服用药物和运动的双重控制下也暂时稳定。但他一味追求出汗，却忽视了运动中身体的真实反应。每当他感到心跳加快或轻微头晕时，他仍然坚持高强度运动，认为这是身体"在燃烧脂肪"或"排毒"，直到有一次，他在健身房跑步时感到一阵剧烈的头晕，而后视线开始模糊，心跳明显加快，随即失去了意识。

幸运的是，健身房内的其他人立即发现了他的异常，迅速拨打了急救电话。救护车到达后，急救人员检查发现，张先生已经出现了中暑和低血压的症状。大量出汗导致他体内的电解质紊乱，血压急剧下降，心率过快。随后，他被紧急送往医院接受进一步的抢救。

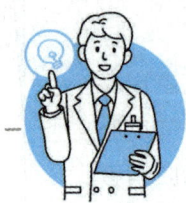

快问快答

问　出了汗才算有效运动吗？

答：不是。

出汗是人体在运动时为了让体温维持正常而进行的自身调节，汗的主要成分是水，并非脂肪，因此排汗并不代表燃烧脂肪，而且盲目追求出汗的危害还十分大。高血压患者原本心血管系统就已经承受了较大的压力，如果再追求"大汗淋漓"，将会对身体造成严重的负担。过度流汗虽然看似达到了"排汗"的效果，但实际上破坏了体内的水、电解质平衡，尤其对于高血压患者而言，这种行为极具危险性。

更何况出汗并不是衡量运动是否有效的唯一标准。有效的运动更多取决于运动的强度、时间以及心率等因素，而不是出汗的多少。不同的环境、身体状况和运动类型都会影响出汗量，经过长期训练的人，由于身体能够更高效地调节体温，也会比刚开始锻炼的人出汗更少，但运动效果同样显著。因此不能单凭是否出汗来判断运动效果。

判断运动是否有效的更为科学的指标是心率。在运动时，如果心率达到了目标心率范围（通常是最大心率的50%～85%），那么即使出汗较少，运动也是有效的。患者可以使用心率监测设备来判断自己是否达到了合适的运动强度。

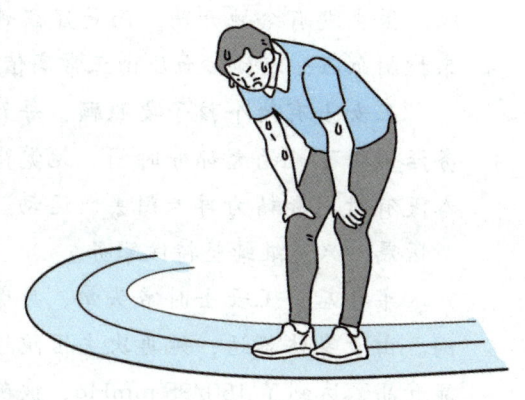

如果没有心率监测设备，患者也可以靠感觉呼吸频率来判断运动效果，以呼吸加快但仍能交谈为准。力量训练时，如果感到肌肉疲劳或有轻微酸痛感，说明训练对肌肉产生了刺激，运动效果也较为显著。

知识拓展

怎样计算脂肪燃烧的理想心率？

最大心率的估算公式：最大心率 =220 – 年龄。

而脂肪燃烧区间 = 最大心率的60%～70%。

例如，一个40岁的人，最大心率约为180次/分钟，那么脂肪燃烧的理想心率区间在108～126次/分钟。

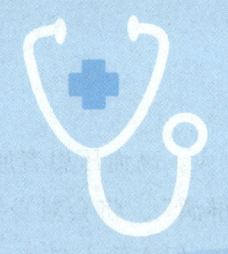

做家务能代替运动吗?

王女士,45岁,是一名全职家庭主妇。半年前,王女士在一次例行体检中被查出血压处于正常高值(收缩压在130～139 mmHg之间,舒张压在85～89 mmHg之间),虽然还没有达到高血压的诊断标准,但医生提醒她,这个状态意味着她已经处于高血压的边缘。医生没有给她开药,而是建议她通过调整饮食和增加有氧运动来控制血压,以预防血压由正常高值发展为高血压。

王女士有两个孩子要照顾,每天还要打理家里的大小事务,家务活占据了她的大部分时间。她觉得每天操劳家务已经很累了,根本没有时间和精力再专门去做运动。于是,回到家后,王女士没有听医嘱,只是继续坚持做家务。

半年后,王女士时常头晕、疲劳,尤其在忙完家务后常感到胸闷。由于身体不适,她再次去医院检查。结果显示她的血压已经明显升高,达到了150/95 mmHg,被确诊为1级高血压。

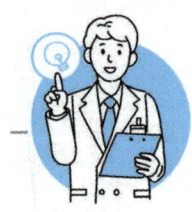

快问快答

问 家庭主妇每天从早忙到晚,还需要额外做运动吗?

答:家务不能代替运动。

家务劳动确实很辛苦,会消耗身体一定的能量,但家务劳动的强度不足以代替有氧运动。这是因为家务劳动属于间歇性的活动,活动强度和时间不均匀,很少能持续达到有氧运动所要求的心率水平和呼吸频率,无法像有氧运动那样持续提高心率和改善心血管健康。

对于高血压患者，家务活动可以作为一种辅助形式的运动，但要想达到理想的健康效果，仍然需要专门的有氧运动。将两者结合起来，可以帮助高血压患者更全面地提高体能和控制血压：可每天进行适度的有氧运动，如快走、骑车等，保证至少 30 分钟的持续运动；也可以在日常生活中增加活动量，避免长时间静坐，比如在做家务时主动增加身体活动频率，加快节奏，间歇性站起来活动；还可以将较为活跃的家务，如拖地、扫地、整理重物等，作为低强度运动的补充。

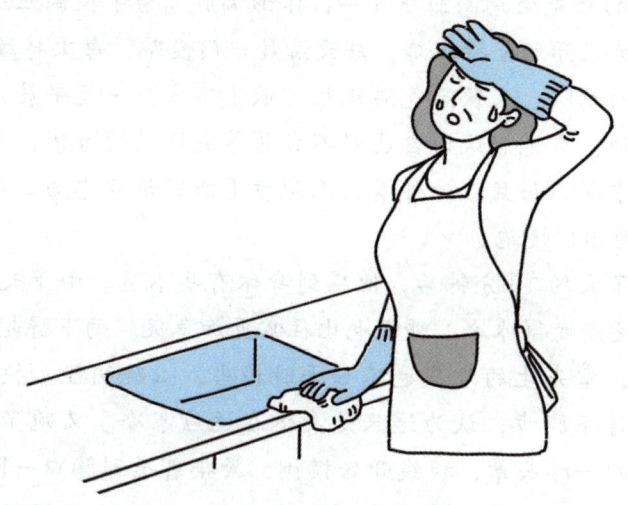

知识拓展

高强度间歇训练（HIIT）

高强度间歇训练是通过短时间的高强度运动与休息交替进行，在短时间内大量燃烧脂肪的一种训练。HIIT 能够显著提高代谢水平，消耗更多的热量，具有很强的减重效果。尽管强度较高，但 HIIT 的运动时间较短，适合体能较好的高血压患者在医生指导下进行，但要注意控制强度，避免血压骤升。

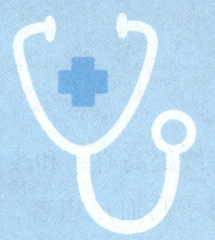

做运动需不需要看天气？

52岁的章先生患高血压3年，体形偏胖。为了控制血压，他听从医生的建议开始坚持锻炼，每天清晨出门慢跑，每次持续大约30分钟，风雨无阻。入秋后气温比往常低了不少，一天早晨，外面下着毛毛细雨，章先生认为自己好不容易养成运动的习惯，不愿因为天气原因中断，而且认为伴着风雨跑步更能锻炼意志力。于是，他一如既往地出门慢跑。

在跑了大约10分钟后，他感到身体有些不适。由于天气寒冷，他的手脚逐渐变得冰冷，呼吸也比往常更加急促。雨下得越来越大，路面湿滑，章先生的步伐也不如平时稳当，心跳明显加快。然而，他并没有停下脚步，认为这只是身体在适应寒冷。又跑了几分钟，他突然感到一阵头晕，视线开始模糊，紧接着感到胸口一阵剧烈的压迫感。他停了下来，试图走到路边休息，但身体已经不听使唤。几秒钟后，章先生倒在地上，失去了意识。

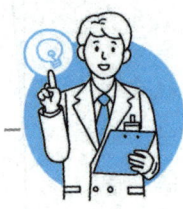

快问快答

问 高血压患者出门做运动需要看天气吗？

答：需要。

高血压患者确实需要根据天气情况调整运动计划，因为天气的变化会对血压和身体的适应能力产生一定的影响。极端的天气状况（如酷热、寒冷、湿度过高等）可能对高血压患者的心血管系统造成负担，甚至加剧血压波动。因

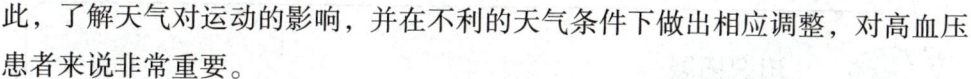

此，了解天气对运动的影响，并在不利的天气条件下做出相应调整，对高血压患者来说非常重要。

1. 高温天气的影响

在高温天气下，身体会通过出汗来调节体温，导致体内水分和电解质流失，这对高血压患者来说尤为危险，可能会导致脱水、低血压或心脏负担过重。高血压患者应避免在炎热的正午或下午外出运动，最好选择气温较低的时间段外出运动或在家中进行室内运动。

2. 寒冷天气的影响

寒冷的天气对高血压患者的心血管系统也是一个考验。寒冷环境会引起血管收缩，导致血压升高，尤其对于血压已经较高的患者来说，这种情况会增加心脏的工作负担，引发心绞痛等。

3. 湿度的影响

高湿度环境会使身体排汗困难，汗液难以蒸发，体温调节能力下降，导致脱水和电解质紊乱，进而影响血压。高血压患者应选择空气流通的室内进行有氧运动。

4. 空气污染的影响

雾霾、灰霾天气对高血压患者的心肺系统影响较大。空气中悬浮颗粒物进入肺部，可能引发呼吸道炎症或造成呼吸困难，影响氧气交换。空气污染也可能通过氧化应激反应引起血管内皮损伤，进而导致心血管事件的发生。

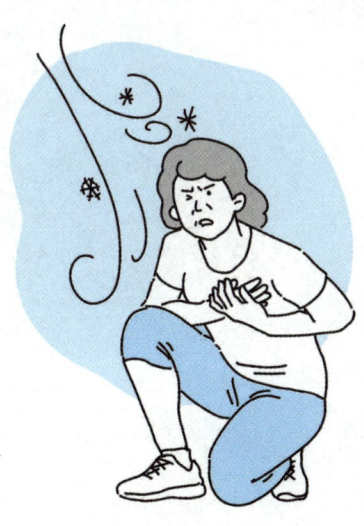

科学降压：高血压衣食住行健康管理

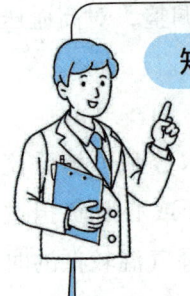

知识拓展

为何雾霾天不能进行户外运动？

哪怕是健康人群，在雾霾天也是不能进行户外运动的。这是因为雾霾天空气中的有害物质与水汽结合，就会大大地增加毒性，比如平时空气中的二氧化硫在雾霾天就会变成硫酸或亚硫酸等物质，氯气会水解为次氯酸和盐酸。在雾霾天进行运动，身体吸入的有害物质要比平时多得多，这样一来，身体不但得不到有效的锻炼，反而会受到损伤。

有效的室内运动有哪些？

60岁的刘女士，退休在家，患高血压已有5年，平时通过药物控制血压。医生多次建议她通过适量运动来帮助控制血压，改善心肺功能。为了遵循医嘱，刘女士曾尝试每天出门快走或慢跑。但由于她所居住的城市空气质量较差，经常出现雾霾天气，冬天寒冷，夏天又酷热，她很难找到合适的时间进行户外运动。她考虑过去健身房健身，但她又担心盲目尝试一些不适合的运动会对心脏和血压造成负担，因此一直犹豫不决。

运动的事情一拖再拖，刘女士的体重和血压都逐渐失控，她清楚靠增加药物剂量的方法降血压并非长久之计，于是决定咨询医生。医生仔细询问了她的身体状况、居住环境以及日常生活的限制，发现她没有严重的关节问题，体能状况虽然不佳，但适度的室内运动应该是可行的。而且医生表示，室内运动更容易控制强度，不受环境影响。他还给出了一些建议，列出了适合高血压患者的室内运动，并详细解释了这些运动如何帮助她有效控制血压。

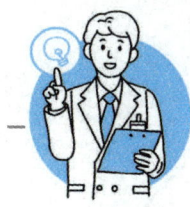

快问快答

问 适合高血压患者的室内运动有哪些？
答：有很多，如快步走、瑜伽、伸展运动、轻度力量训练等。

适合高血压患者的室内运动以低至中等强度的有氧运动为主，配合一些轻度力量训练和柔韧性练习。这些运动有助于改善心肺功能、增强肌肉力量、减轻心理压力,并且不会对心血管系统造成过大的负担。

1. 快步走或原地踏步

快步走是非常安全的有氧运动,即使在室内,患者也可以通过原地踏步或绕室内步行的方式进行。患者可以在家中边看电视边进行,比较轻松,可每次持续 20～30 分钟,每周至少 5 天。

2. 借助机器的室内运动

椭圆机和室内自行车是常见的有氧健身设备,适合想要增加运动强度的高血压患者。这两种设备对关节的冲击较小,非常适合中老年人或体重较大的患者。可调节阻力的划船机也是一种综合性的有氧和力量训练工具,能够锻炼全身肌肉群,适合不同体能的高血压患者,且对关节的影响小。

3. 瑜伽和伸展运动

瑜伽结合了柔韧性练习、深呼吸和放松技巧,特别适合需要缓解压力的高血压患者。瑜伽动作柔和、节奏缓慢,适合中老年患者。高血压患者适合进行恢复性瑜伽,避免高强度的热瑜伽。建议每天 10～30 分钟,定期进行。

4. 太极拳

太极拳是一种低强度、缓慢的有氧运动,强调缓慢、柔和的动作与呼吸吐纳,适合中老年高血压患者,建议每天进行 20～30 分钟。

5. 轻度力量训练

高血压患者还可以通过哑铃、弹力带等器械进行适度的力量训练,帮助增加肌肉力量,改善基础代谢。对于高血压患者,力量训练的强度应该适中,避免过度用力或憋气。建议每周 2～3 次,注意采用轻量哑铃或弹力带,避免过重负荷。

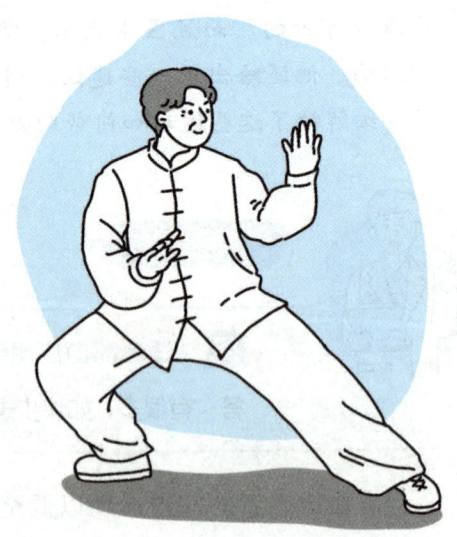

04 迈开腿，控好血压少受罪

知识拓展

呼吸和冥想

年龄较大、体力不支的高血压患者，可以通过适当进行呼吸和冥想练习来调节自主神经系统。患者通过深呼吸放松和静心冥想，能够有效减轻精神压力，减少焦虑，长期坚持下来，就能达到辅助降低血压的目的。

方法：盘腿而坐，也可以坐在椅子上，保持背部挺直，让呼吸畅通，闭上双眼，保持专注。等进入状态之后，先做几次深呼吸，然后保持一个自然的呼吸节奏，这时就可以进行冥想了。吸气时，静静感受气体穿过鼻腔进入胸腔的过程，能感觉到肺在扩张；呼气时感受胸腔、腹腔的收缩，感受气体从鼻腔呼出时的微热。始终保持呼气、停顿、吸气、停顿、呼气……这样一个循环往复的过程。练习时长可以从每次 10 分钟到每次 20 分钟再到每次 30 分钟逐渐递增。

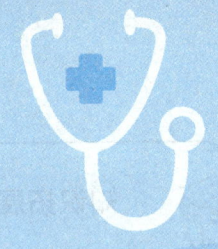

高血压患者能爬山吗？

55岁的张女士患高血压已经7年，平时通过药物控制血压。张女士总是十分小心地照顾自己，尤其不敢从事劳累的工作或参与强度过大的体力运动，生怕血压飙升。

张女士有一群喜欢户外运动的朋友，时常组织爬山活动。每次朋友们相约爬山，她总是因为担心血压问题而婉拒，尽管心里很羡慕他们爬山后那种愉快的感觉，但为了保险起见，她从未敢尝试。家人也曾多次鼓励她出去运动，但她总觉得爬山会让心脏负荷加重，担心自己会出现头晕或心悸等症状，给自己和别人带来麻烦。然而，经常听朋友们谈论一起爬山的乐趣，张女士心里又有一种说不出的羡慕和遗憾。

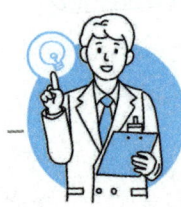

快问快答

问 高血压患者能爬山吗？

答：量力而为，最好不要。

俗话说，"小心驶得万年船"，高血压患者在运动时确实需要特别小心，因此像张女士这样谨慎对待自己的身体健康的行为是没错的。爬山是一种较高强度的有氧运动，对心脏和肌肉有较高的要求，尤其当山体比较陡峭时，心脏需要更努力地泵血，从而使血压上升。因此，爬山的确有风险。

然而，医生并不需要明令禁止所有高血压患者进行爬山这一运动。即便患有高血压，有些患者也是可以爬山的。适度的爬山运动能够增强心肺耐力，帮助改善血液循环,保持血管弹性,有助于控制血压。爬山还能锻炼下肢肌肉、增强核心力量,并有助于体重管理,长期坚持爬山对控制血压有益。另外,在自然环境中运动有助于舒缓压力,减少焦虑情绪,减轻高血压患者的心理负担,这对血压的调控也有帮助。

<u>爬山没有问题,关键在于合理确定爬山的强度和方式。</u>

1. 确保血压控制稳定

患者在血压得到良好控制且处于安全范围(如收缩压低于 160 mmHg)的情况下,是可以考虑适度爬山的,反之则不建议进行爬山等高强度运动。

2. 选择合适的山路和强度

应选择坡度较缓的山路或步道,避免陡峭的山路。爬山时间应控制在 1～2 小时,强度适中。切勿急速爬山,建议保持平稳的步伐,适时停下休息,以免心率过快、血压急剧升高。

3. 随身携带血压监测设备和降压药物

建议携带便携式血压计,以便在爬山过程中监测血压变化,尤其在感到头晕、胸闷、心悸等不适时,立即停止爬山,测量血压,及时服药。如果血压出现异常,应及时下山就医。

4. 避免在极端天气或高海拔地区爬山

患者应避免在极端天气(如过冷、过热、空气湿度过高或气压过低)下爬山,以免加重身体负担,增加血压波动的风险。

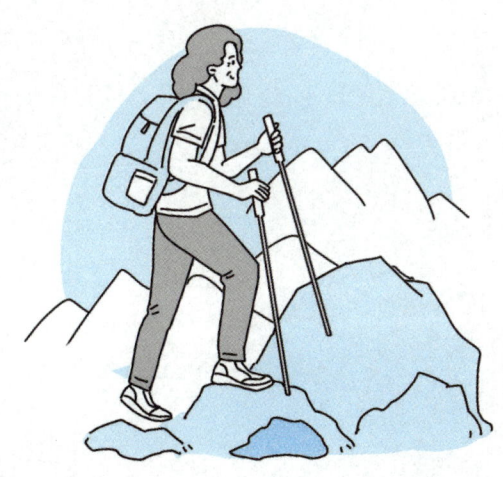

知识拓展

忌空腹运动

很多人喜欢空腹运动,但空腹运动很容易导致低血糖。长时间的饥饿感会让身体疲倦、乏力,容易导致昏厥等意外。长时间的低血糖还会对大脑造成不可逆的损伤,使记忆力减退、反应迟钝。

如何应对运动时可能出现的不良反应？

李先生，47岁，患有高血压多年，平时通过药物和饮食控制血压。为了更好地控制病情，他在医生的建议下开始坚持运动，养成了每周3次慢跑的习惯。李先生认为运动对健康很重要，并且每次运动前都很重视监测血压，确保血压处于正常范围后再开始锻炼。这天早晨，李先生没什么食欲，于是空腹去公园慢跑。大约20分钟后，李先生感到心跳突然加快，伴随着心悸和头晕。他本能地认为血压出了问题，担心自己的心脏承受不了这种负担。他停下来试图深呼吸，想让心率降下来，但头晕的感觉越来越明显，手脚也开始变得虚弱无力。

李先生意识到自己的生命受到威胁，立刻拨打了120急救电话，并坐在公园的长椅上等待救护车的到来。医护人员赶来后，迅速为李先生测量了血压和心率，发现他的血压虽然有些升高，但并未达到危险的水平。不过，医护人员却意外发现李先生的血糖水平很低，远低于正常值，明显是低血糖引发的不适。经过进一步的询问，医护人员得知李先生是在空腹状态下进行运动的，并没有在运动前摄入任何食物。

医护人员解释道，李先生的症状其实并非心脏问题，而是低血糖引发的反应。空腹进行长时间运动，导致体内血糖水平迅速下降，大脑供能不足，引发了心悸、头晕、虚弱等症状。果然，在服用葡萄糖片后，李先生的症状得到缓解，身体也有了力气。

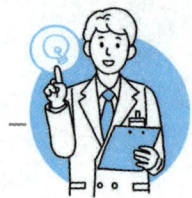

快问快答

问 运动过程中出现不良反应该如何应对呢?

答:针对不同反应有不同的应对方法。

1. 头晕、眼前发黑或失去平衡感

头晕通常与低血糖、低血压、脱水或体位变化过快有关。如果运动强度过大或没有适当补充水分,血液可能会集中在四肢,导致大脑供血不足,引发头晕。这时应立即停止运动,找到安全的地方坐下或躺下,补充水分或电解质饮料。休息一段时间后,缓慢起身,避免突然站立,以免加重头晕症状。如果仍然头晕,应及时就医检查,排除潜在的健康问题。

2. 心悸或心动过速

心悸或心跳加速可能与运动强度过高、体温升高、脱水或电解质失衡相关。如果心率急剧上升,可能是心脏负担过大所致,应立即停止运动,坐下休息,保持镇静,尝试进行深呼吸或腹式呼吸,帮助放慢心率。如果心悸持续,或伴随胸痛、呼吸困难,应立即就医,可能需要检查心脏功能,如做心电图或进行心脏监测。

3. 胸闷、胸痛

胸闷或胸痛可能是心绞痛等心脏病发作的信号,尤其是对于高血压、冠心病患者而言,运动时的胸痛需要特别关注。剧烈运动可能会增加心脏的氧气需求,导致心肌供血不足,一旦出现相应症状,应立即停止运动,坐下或躺下,拨打急救电话,寻求紧急医疗帮助。如果有医生开具的急救药物(如硝酸甘油),可以按照医生的建议使用药物。

4. 呼吸困难或气喘

呼吸急促或困难可能是运动强度过高、哮喘、心肺功能不佳或环境条件不适合(如空气稀薄或污染)导致的。高强度运动可能导致氧气供应不足,在身体尚未适应的情况下,尤其容易引发呼吸困难。此时应立即停止运动,找一个空气流通的地方休息,进行深而慢的腹式呼吸,帮助增加肺部氧气供应。小口喝水,保持喉咙湿润。一段时间后仍不见好,建议及时就医。

5. 肌肉抽筋或疼痛

肌肉抽筋通常是由脱水、电解质失衡（如缺钾、钠、镁）或过度运动引起的。长时间剧烈运动或在高温下运动容易导致这些问题，应停止运动，拉伸抽筋的肌肉群，轻轻按摩缓解疼痛。同时喝一些富含电解质的饮料，以补充失去的矿物质。

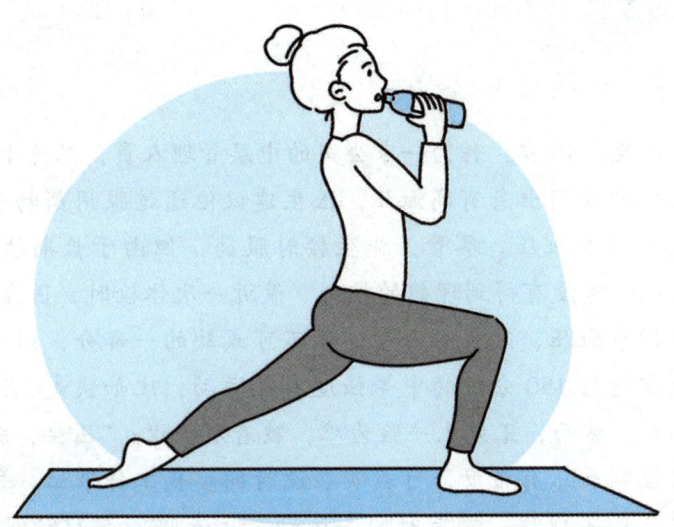

知识拓展

运动过程中的正常生理反应

运动过程中虽然呼吸急促、心跳加快，但不影响正常对话，且没有大汗淋漓，而是正常微微出汗。

运动结束后，心率在 10 钟内即可恢复正常，运动结束 20 分钟后仍心慌、疲劳，就表示运动量过大了。

运动过后稍感疲惫，而不是持续的疲惫和不适。运动后的肌肉酸痛也可在短时间内消失。

运动后，食欲和睡眠仍保持良好。

没有时间运动怎么办？

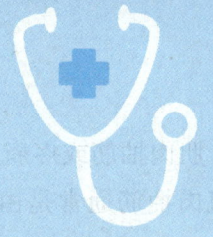

王先生，45岁，作为一家公司的中层管理人员，工作十分繁忙。几年前他被诊断出患有高血压，医生建议他通过服用药物和改变生活方式来控制血压。尽管王先生按时服药，但由于长期缺乏运动，他的血压一直没有得到理想的控制。最近一次体检时，医生告诉他，运动是调节血压、改善心血管健康不可或缺的一部分，因此建议他每周至少进行150分钟的中等强度有氧运动，比如快走、慢跑、骑自行车等。然而，王先生一脸为难，皱着眉头说："医生，我也知道运动对控制血压有帮助，可我实在没时间。我工作很忙，每天连吃饭、休息都不规律，哪有时间去运动？我连陪家人的时间都没有，更不可能抽时间去健身房运动了。"

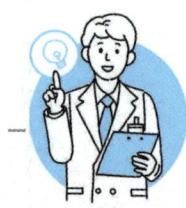

快问快答

问 其实很多人不是不愿意做运动，而是没有时间，这该怎么办？

答：利用碎片时间运动。

其实运动不一定非要集中进行，利用日常生活中的碎片时间进行活动也是可以的，关键在于增加身体活动量。碎片化的运动积累起来，也能对健康产生显著的好处。哪怕是在日常生活中多走几步、爬几层楼梯或站起来活动一下，也会有助于控制血压。

1. 步行上班或充分利用休息时间

如果工作地点不是很远,可以选择步行上班或在上班途中提前一站下车,步行到公司。在工作中,每隔 1 个小时站起来走动几分钟,或者打水时多绕几步路,增加活动量。在座位上可以做踮脚或原地抬腿的运动,每天做几次,每次几分钟,也是一种有效的锻炼方式。

2. 选择爬楼梯而不是乘电梯

如果楼层不是特别高,可以选择缓慢爬楼梯。爬楼梯是一种高效的有氧运动,能够增强心肺功能,但注意不要追求速度。每天利用 5～10 分钟爬楼梯,也能有效锻炼心肺功能,帮助控制血压。

3. 家务劳动

做家务时可以加快节奏,把一些简单的家务(如扫地、拖地)变成中等强度的活动;也可以穿插进行原地踏步,既不耽误家务,也能增加活动量。

4. 电视广告间隙

在看电视时,可以利用广告间隙做几组原地跳跃,或者做几组简单的深蹲、仰卧起坐,每次几分钟,积少成多。

5. 等车或排队时

在等公交或排队时,可以做踮脚运动,这有助于改善腿部血液循环,增强小腿肌肉,促进血液回流。

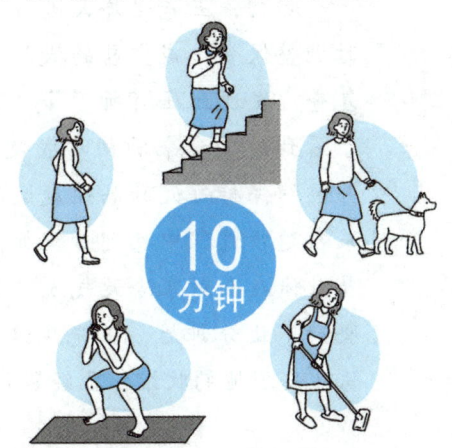

知识拓展

10 分钟的运动量

10 分钟的运动量看似不起眼,但贵在坚持。正常成年人的 10 分钟可以走 1000 步,每天多走上 10 分钟,一年下来就可以多运动 3650 分钟,多走 36.5 万步,就多消耗约 1 万卡路里。

规范运动能完全逆转病情吗？

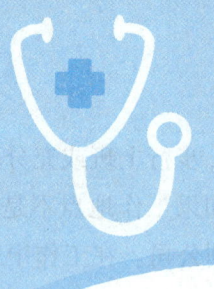

52岁的王先生，几年前被诊断出患有高血压，医生为他开了降压药，并建议他通过运动和健康饮食来辅助控制血压。然而，王先生对长期服用药物有些抵触，总觉得吃药对身体不好。他听说运动对控制血压有显著效果，于是决定以运动代替药物治疗。

起初，王先生每天进行快走和慢跑，接着加入了力量训练，同时调整饮食，减少盐的摄入，避免高脂食物。几个月后，他去医院复查，发现血压有所下降，这让他更加坚信运动可以替代药物。由于看到运动带来的初步成效，王先生擅自停服了医生开的降压药，并继续保持每天的高强度运动。这天，他像往常一样出门慢跑，结果在跑步过程中感到心跳加快，并感到眩晕和胸闷，但他认为这只是身体在面对寒冷天气或过度运动时所产生的短暂反应，于是继续坚持。几分钟后，王先生终于坚持不住，倒在了路边。在抢救室，医生发现他的收缩压已经飙升至180 mmHg，出现了高血压危象。

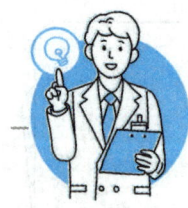

快问快答

问 运动疗法能替代药物治疗吗？规范运动能完全逆转病情吗？

答：运动疗法不能替代药物治疗。规范运动对逆转病情有一定帮助。

规范运动在某些情况下可以有效控制和改善高血压对身体的影响，并有

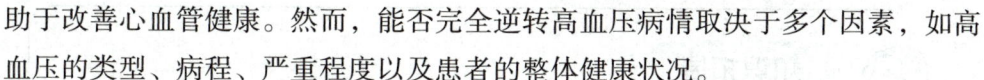

助于改善心血管健康。然而，能否完全逆转高血压病情取决于多个因素，如高血压的类型、病程、严重程度以及患者的整体健康状况。

1.通过运动可以逆转病情的情况

正常高值或轻度高血压患者，即血压在 130～139/85～89 mmHg 之间的人群，通过规范运动结合健康的饮食、减重和其他生活方式调整，可能会逆转高血压病情的发展，甚至让血压恢复到正常范围。这类患者往往可以通过对生活方式的干预而避免使用药物治疗，或减少对药物的依赖。

另外，大多数高血压患者属于原发性高血压，其成因主要与生活方式、遗传和环境因素有关。通过规范运动调整生活方式，可以显著改善血压状况。如果高血压与肥胖、糖尿病等代谢综合征密切相关，那么患者通过运动减重和改善代谢水平，可以明显降低血压并减少对药物的需求。

2.通过运动无法逆转高血压的情况

如果高血压病程较长，且病情较重（如 3 级高血压，血压超过 180/110 mmHg），即使患者进行规范运动，也很难完全依靠运动逆转病情，需要进行长期的药物治疗等医疗干预。

如果高血压是由其他疾病（如肾脏疾病、内分泌疾病等）引起的，这类继发性高血压患者即便通过运动能改善整体健康状况，仍然需要针对原发疾病的治疗才能有效控制血压。

如果患者因为长期高血压引发了血管硬化、心脏肥大等并发症，规范运动虽然能减缓疾病进展，但已发生的组织损伤无法通过运动逆转。

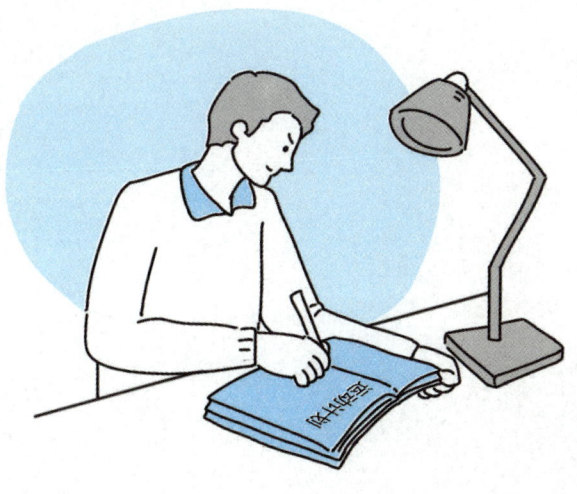

科学降压：高血压衣食住行健康管理

知识拓展

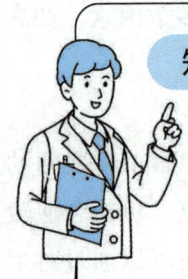

运动要持之以恒

虽然运动无法完全替代药物治疗，但有规律的运动是可以产生很好的控压效果的。运动一旦做起来就要坚持下去，三天打鱼两天晒网肯定很难获益。患者最好根据自身情况制定一个合理的运动计划，放在醒目的地方，每天激励自己；还可以与朋友结伴运动，互相鼓励，督促彼此持久坚持下去；此外，通过变换不同的运动项目，或者几种运动项目交替进行，能够保持运动的新鲜感，从而帮助自己坚持下去。

在生活中，学会和高血压"和平共处"

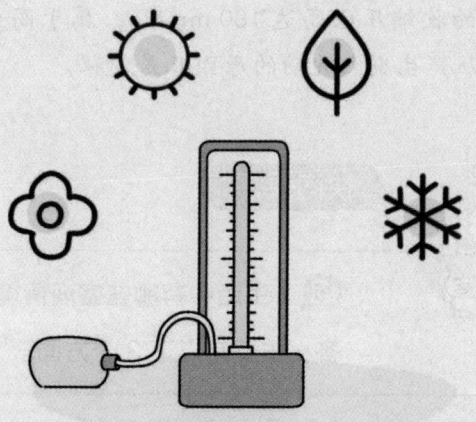

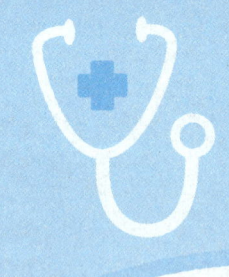

生活中哪些客观情境会引起血压波动?

刘女士,55岁,患高血压已经5年了,平时通过药物和健康饮食将血压控制得比较稳定,医生也对她在血压管理方面所做的努力给予了肯定。然而,刘女士近年来有了便秘的问题,时常感到排便困难。每次排便时,她都会因为排便不畅而屏气用力,可一用力就会感到心跳加速。她认为这是便秘引发的正常现象,排便后身体总能慢慢恢复,因此一直没有向医生提及。

这天早晨,刘女士像往常一样起床后去卫生间排便。这一次她感到排便格外困难,便在马桶上坐了很久,三番五次地尝试屏住呼吸,增加腹压,以排出粪便。突然,刘女士感到头晕目眩,心跳加速,随即出现了剧烈的头痛。她的视线变得模糊,感觉整个身体变得非常虚弱,甚至出现了短暂的胸闷和气短。她意识到自己可能出现了问题,试图站起来,却发现无法稳住身体。她赶紧叫来了家人,家人立即拨打了120急救电话。急诊医生立即为她测量了血压,发现她的收缩压已高达180 mmHg,属于高血压危象的范畴,而导致她血压产生剧烈波动的原因正是便秘。

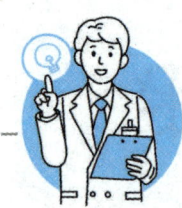

快问快答

问 生活中有哪些客观情境会让血压发生波动呢?

答:主要有以下3个方面。

1. 天气和环境的变化

天气寒冷时，血管收缩，心脏负担变重，进而导致血压升高。因此，冬季或在寒冷环境中，血压波动可能更大。炎热天气下，身体通过出汗散热，导致体液和电解质流失，可能会引发脱水和血压下降，特别是在运动或体力劳动时。

而气温骤变也会导致血压波动。因为人体血管对外界的冷热变化十分敏感，比如寒潮突降，人体为了阻止体温散发而进行自我保护，导致血管收缩，使血压上升。这也是为什么脑出血在春秋季节高发的原因。

另外，在高海拔环境中，空气中的氧气含量较低，身体需要通过更多的努力来获得氧气，导致心脏和血管的负担加重，可能引发血压升高。

2. 体位变化

当人从坐姿或躺姿快速站立时，由于重力作用，血液可能暂时集中在下肢，导致大脑供血不足，血压下降。这种现象被称为体位性低血压，常见于老年人或长期服用降压药物的高血压患者。

长时间坐着或躺着不动，会导致血液循环变慢，血压波动也会随之加大。因此，建议每隔一段时间起身活动一下，帮助血液循环。

3. 屏气用力

当正常人在屏气用力时，体内的压力会增加，特别是腹压，这种动作会暂时影响血液回流到心脏，导致心脏泵血困难。随后，当不再屏气时，流向心脏的血液会突然增加，继而引起血压波动。而对于高血压患者来说，屏气用力则很有可能直接导致血压骤然升高，增加心血管系统的负担，严重时可能导致脑卒中、心脏病等严重并发症发作。

科学降压：高血压衣食住行健康管理

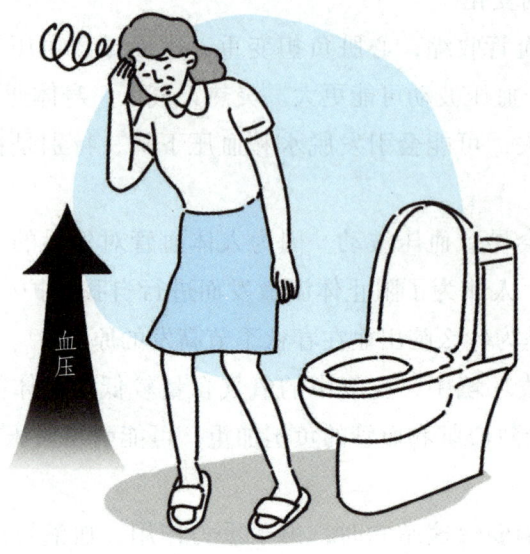

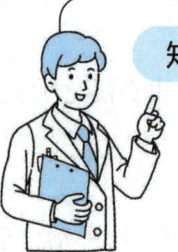

知识拓展

Valsalva 动作

Valsalva 动作的具体做法是先用力吸气，吸气完成后屏住呼吸，即屏住声门不让气体呼出，之后用力呼气。但呼气时需将声门闭紧，通过增加胸膜腔内压影响血液循环。医学上，Valsalva 动作可兴奋迷走神经，对终止室上性心动过速和治疗肥厚型梗阻性心肌病有一定作用。但 Valsalva 动作不能维持太久，否则会导致脏器缺血、缺氧，对机体造成损伤。

为什么情绪不稳定会让血压飙升？

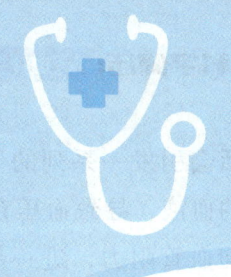

　　52岁的李女士，几年前被诊断出高血压。一直以来，李女士通过药物和生活方式的调整，将血压控制得还算平稳。然而，随着更年期的到来，李女士的情绪波动变得越来越明显。她经常感到烦躁、易怒，甚至控制不住地想发脾气。每次发火时，她又感到头痛、心跳加快，眼前一黑，过后她又为此感到身心俱疲，对自己的状态感到担心。后来，李女士意识到，这可能是血压升高的迹象，于是她在家中自备了血压计，发现每次发火后，血压会升高到160/100 mmHg，甚至更高，而平时药物控制下的血压大约是130/85 mmHg。情绪平复后，她的血压也会缓慢恢复到正常范围，但这种反复的波动让她非常担心。她害怕自己的情绪失控会导致严重的健康问题，如中风或心脏病。

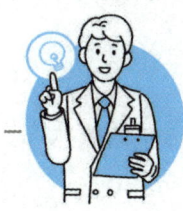

快问快答

问 情绪失控为什么会让血压升高？

答：与交感神经的激活和压力激素的释放有关。

　　情绪不稳定，尤其是焦虑、愤怒、压力、恐惧等激烈情绪的出现，会导致血压飙升，这主要与交感神经系统的激活和压力激素的释放有关。

　　1. 激活交感神经系统

　　情绪不稳定，特别是愤怒、焦虑或恐惧时，身体会激活交感神经系统，这是人体对压力或威胁做出"战斗或逃跑"反应的一部分。交感神经系统的激活会引发一系列的生理变化：刺激心脏，使其跳动速度加快，心脏泵出更多的血液，导致血压升高；使血管特别是皮肤、肾脏等器官的外周血管收缩，增加血管阻力，进一步导致血压上升；使肾上腺分泌肾上腺素（又称为"应激激素"），这种激素会使心跳加快、血压升高，并增加血流量，以应对身体的紧急需求。

2. 释放压力激素

当一个人处于情绪波动或长期压力中，身体会分泌更多的皮质醇，这是一种重要的压力激素。皮质醇能通过调节血管紧张素系统，使血管收缩，导致血压升高。皮质醇还会影响肾脏，诱发水钠潴留，进而增加血容量，导致血压升高。长期处于压力状态下，会使体内的皮质醇长期维持在较高水平，可能导致持续的血压升高，增加患高血压的风险。

3. 增加血管反应性

情绪波动不仅会激活交感神经，还会影响血管的反应性。在情绪激动时，血管对神经系统和激素信号的反应性更强，导致血管收缩更为明显。血管壁中的平滑肌受到更多的刺激，导致血管收缩得更紧，血管阻力增大，血液通过血管的压力增加，血压升高。

4. 增加心脏负荷

情绪不稳定时，不仅心率会加快，心脏每次搏动时泵出的血液量也会增加，这种情况称为心输出量增加。当心脏的输出量增大时，血液流经血管的速度增加，导致血管内的压力增加，也就是血压升高。

5. 呼吸变化

情绪激动时呼吸急促，呼吸的变化和氧气需求的改变可能诱发低氧状态，加剧血压波动。

05 在生活中，学会和高血压"和平共处"

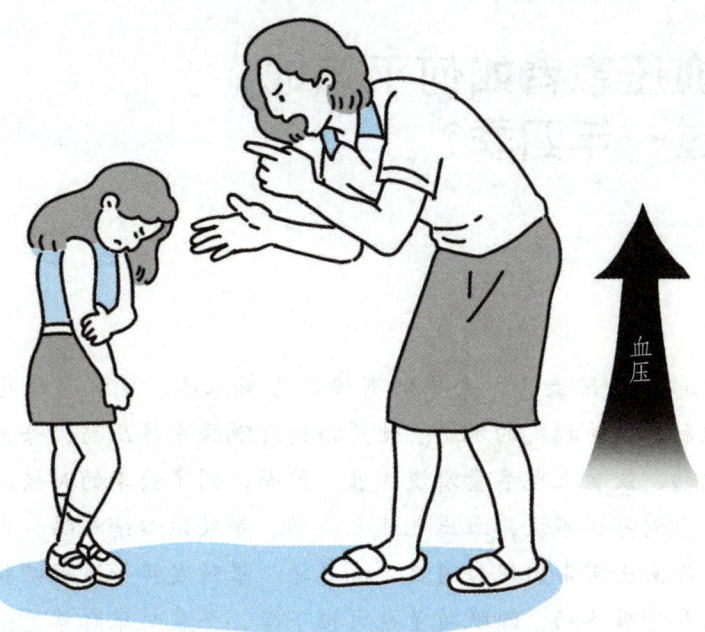

知识拓展

更年期高血压患者该如何应对情绪失控？

长期的情绪波动和压力会让血压反复波动，导致血管壁的弹性减弱，增加动脉硬化的风险，进而引发心血管事件。因此，管理情绪和压力对血压控制至关重要，患者可通过冥想、深呼吸、适度运动、心理咨询等方法有效缓解情绪波动，保持血压稳定。

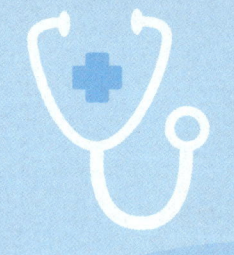

高血压患者如何平稳地度过一年四季？

54岁的陈女士，去年刚刚确诊为高血压，目前通过药物将血压控制在较为稳定的水平。她严格遵医嘱服用降压药，每天坚持适量运动，饮食上也尽量清淡少盐。然而，到了换季的时候，陈女士总会感到身体不适，血压也随之波动，导致她心情烦躁。尤其在春天，陈女士常常出现打喷嚏、流鼻涕、眼睛发痒等过敏症状。由于鼻塞和呼吸不畅，睡眠质量也大幅下降，早晨起床时总觉得疲劳不堪。结果一量血压，比平时高出 10～15 mmHg，有时还会感到头晕目眩。

到了秋季，天气转凉后，特别是早晚温差较大的时候，她常常因为没有及时增减衣物而着凉。每当感冒时，血压也变得不太稳定。感冒引起的鼻塞、咳嗽、全身疲惫感使她的身体负担增加，血压也时常升高，特别是在夜间，她经常因为鼻塞和呼吸不畅而醒来，发现自己心跳加速，血压也随之上升。

这些症状让陈女士非常苦恼，她发现季节变化对她的血压影响很大，换季期间的身体不适不仅让她心情低落，还影响了日常生活和血压管理。

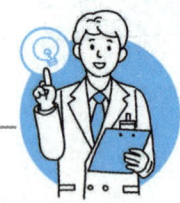

快问快答

问 高血压患者该如何平稳度过一年四季？

答：每个季节都有需要注意的事项。

1. 春季应保持情绪稳定，注意避开过敏原

春季气温多变，冷热交替较频繁，容易增加血管收缩、扩张的不稳定性，导致血压波动较大。加上春天是万物复苏的季节，人体的交感神经容易受到外界刺激，致使情绪波动也较大，会引发血压升高。因此，高血压患者应特别注意调节情绪，避免焦虑、愤怒等情绪波动；可以尝试通过冥想、深呼吸和户外散步来舒缓情绪。

春季还是花粉过敏的高发季节，高血压患者如果对花粉过敏，容易出现呼吸道问题和焦虑情绪，进而影响血压。过敏患者应尽量避免外出接触过敏原，室内也应保持清洁，可以遵医嘱服用抗过敏药物，以尽可能减少过敏症状对血压的影响。

2. 夏季防暑降温，注意补水

夏季高温天气会引发血管扩张，使血压有所下降，但与此同时，出汗增多、水分和电解质流失会增加脱水的风险，可能导致血压不稳或低血压。高血压患者在夏季应保证每天饮水 1500～2000 mL，尤其是在出汗较多的情况下，要及时补充水分。可以适量饮用含有电解质的饮料，避免电解质失衡。

夏季容易食欲不佳，高血压患者应尽量保持清淡饮食，多吃富含钾、镁的食物，如香蕉、绿叶蔬菜、番茄等，以维持血压平稳。避免高盐、高脂食物的摄入。

同时，患者还应避免在过冷的空调环境中长时间停留，空调温度应保持在 26℃左右。室内外温差过大会导致血压波动，尤其是从高温环境突然进入冷气环境时，血压可能迅速升高。

3. 秋季应逐渐适应气温变化，预防血压回升

秋季天气逐渐转凉，血管开始收缩，血压可能会比夏季有所升高。因此，高血压患者在秋季要注意预防血压的波动回升，尤其是早晚温差大时，血压波动会更明显，患者应注意及时增减衣物，减少气温变化对血压的影响。

患者可适量运动，增强体质。秋季是开展户外运动的好时机，高血压患者可以进行快步走、骑自行车、爬山等有氧运动，增强心肺功能和血管弹性，帮助稳定血压。

秋季除了要注意及时增添衣物，还要加强情绪管理。秋季容易出现情绪低落或抑郁的情况，高血压患者应特别关注自己的心理健康，可以通过参加社交活动、阅读、户外散步等方式调节情绪，避免情绪波动引发血压升高。

4. 冬季应防寒保暖，避免血压剧烈波动

寒冷天气会导致血管收缩，加重心脏的负担，使血压升高。因此，冬季是高血压患者的危险季节，血压控制难度较大，容易发生心血管事件，如中风、心脏病发作。高血压患者在冬季应特别注意全身的保暖，出门时要穿足够暖和的衣物，尤其要防止冷风直吹。

冬季进行户外运动时要注意选择柔和的运动，如散步、打太极拳等，避免剧烈运动引发血压升高或心脏负担过重。冬季可以选择在室内或在室外温度较高的时间段运动，如中午气温相对较高时。

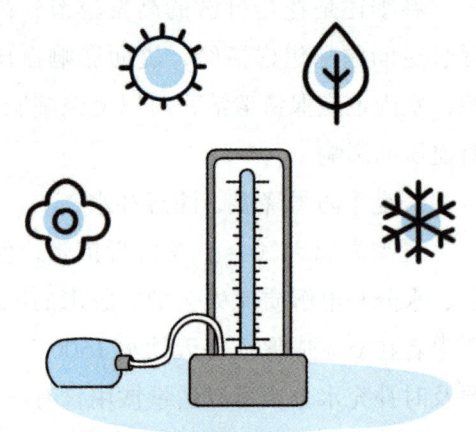

冬季气温低，身体需要更多的能量来维持体温。高血压患者可以在日常饮食中适量增加高纤维和富含蛋白质的食物，如鱼类、豆类、坚果等，但仍需控制盐分和脂肪的摄入，避免引发血压升高。

知识拓展

秋季也容易花粉过敏

近年，由于外来物种入侵，北方的秋季也成为花粉比较旺盛的时期，如豚草和蒿草等植物的花粉会在秋季传播，过敏体质人群对这类花粉产生变态反应，容易引起皮炎或者过敏性鼻炎。患者有时会误将打喷嚏、流鼻涕、鼻塞等症状当成温差大引发的感冒。对此，建议患者及时去医院进行过敏原检测，合理使用抗组胺药物等科学治疗变态反应。

得了高血压后为什么要戒烟？

李先生，45岁，是一家私营企业的管理人员，平时工作压力很大，为了缓解压力，他养成了吸烟的习惯，每天至少要抽一包烟，有时甚至更多。几个月前，李先生在单位组织的体检中被诊断为高血压，当时他的收缩压达到150 mmHg，超过了正常范围。医生提醒他，高血压如果不加以控制，可能会导致心脏病、中风等严重并发症。为了控制病情，医生给李先生开了降压药，并强调他需要改变生活方式，特别是戒烟，因为吸烟对血管和血压有直接的不良影响。李先生对此表示怀疑，他认为吸烟多年，身体并没有因为吸烟而感到特别不适，反而身心压力能通过吸烟的方式得到缓解。李先生坚信，吸烟不会引发高血压，并拒绝医生的戒烟建议。

几个月后，李先生按时服药，但血压却始终没有稳定下来。有时他的血压可以控制在140/90 mmHg左右，但有时又会升到160/100 mmHg。同时，李先生也出现一些不适症状，如头痛、头晕、心悸等。工作时，他有时感觉心跳异常快，晚上睡觉也常常觉得心慌，醒来时觉得胸闷，血压也偏高。他盯着手中的香烟，开始怀疑，难道吸烟真的跟血压有关系吗？

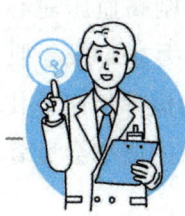

快问快答

问　得了高血压后为什么要戒烟？

答：吸烟有害健康。

得了高血压后,医生通常会建议戒烟,这是因为吸烟对心血管系统有多方面的负面影响,会直接和间接地加剧高血压的症状,增加患心血管疾病的风险。吸烟不仅会在短期内升高血压,还会对血管、心脏和整体健康产生长期的破坏性影响。

1. 吸烟导致血压瞬时升高

吸烟时,尼古丁进入血液,会通过刺激交感神经系统,导致肾上腺素释放。这些激素作用于心脏和血管,会使血管变窄,血液流动的阻力增加,导致血压上升。吸烟会加速心跳,增加心脏的负荷,使血压进一步升高。每吸一支烟,血压都可能会在短时间内升高,持续数分钟后再降下来。这种血压的急剧波动会对高血压患者的血管产生额外的压力,增加心血管事件发生的风险。

2. 吸烟增加动脉硬化风险

吸烟是引发动脉粥样硬化的主要原因之一,而动脉硬化会使血管变得狭窄和僵硬,从而导致血压升高。

吸烟会损伤血管内皮,使低密度脂蛋白(LDL)和其他脂质更容易在动脉壁堆积,形成动脉斑块,导致血管弹性下降,血液流动受限,血压升高。动脉硬化后,血压将更难控制,心肌梗死、中风等严重心血管事件的发生风险也会随之增加。

3. 吸烟对高血压药物作用效果的影响

香烟中的尼古丁可以通过肝脏的代谢系统加快某些药物的代谢,使降压药物在体内的作用时间缩短,从而降低药物效果,导致血压更加难以控制。如果高血压患者继续吸烟,可能就需要服用更高剂量的药物才能维持正常的血压,这不仅增加了副作用,还使长期治疗变得更加复杂。

4. 吸烟与心血管疾病风险因素叠加

吸烟和高血压共同作用,会加速心脏病的发生。吸烟会加剧高血压对心脏的损害,如诱发左心室肥大、心肌缺血等症状,最终导致心力衰竭或心肌梗死。吸烟还会让血液变得黏稠,吸烟者动脉硬化和血栓形成的概率相比于其他人群大幅上升,尤其是对于已患有高血压的吸烟者来说,中风的概率会显著增加。

05 在生活中，学会和高血压"和平共处"

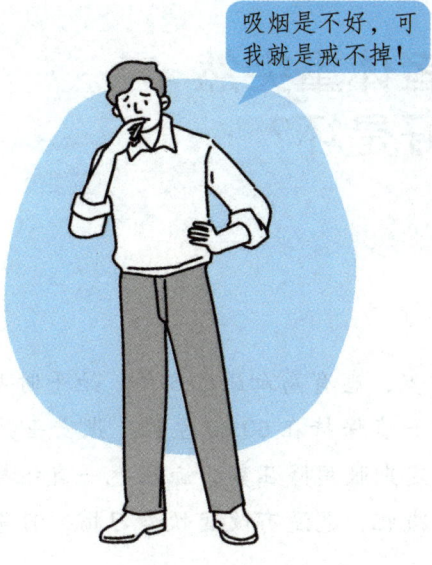

吸烟是不好，可我就是戒不掉！

知识拓展

戒烟小技巧

深呼吸：当有吸烟的冲动时，立即做几次深呼吸。这有助于稳定情绪，控制吸烟的冲动。

多喝水：戒烟期间多喝水有助于身体排出尼古丁，加速体内毒素的清除，同时能减少吸烟的欲望。

转移注意力：让自己忙碌起来，特别是手和嘴，让注意力集中在其他有趣的活动上，转移对吸烟的渴望。

延迟法：每当想吸烟的冲动来袭，告诉自己再等几分钟。通常这种欲望只会持续 3～5 分钟，最多 10 分钟，熬过这段时间，烟瘾就会消退。

高血压患者体重突然下降，是好是坏？

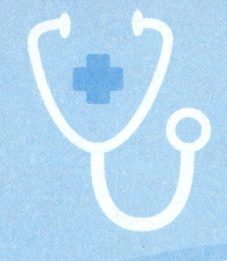

张女士，52岁，患有高血压已3年。她平时身体状况良好，不胖也不瘦，体重一直保持在60 kg左右。张女士严格按照医生的建议控制饮食，并定期服用降压药，血压也一直维持在比较稳定的水平。她没有刻意减肥，也没有改变饮食习惯，日常生活和运动都比较规律。

然而，最近几个月，张女士发现自己的体重开始逐渐下降。起初，她并没有太在意，认为可能是夏天食欲不振所致，朋友也说体重下降对于高血压患者来说是好事，说明血压控制得很稳定。可是，张女士的体重一直在下降，已经降到了55 kg。这时，她才觉得有些不对劲，开始担心这与高血压病情加重或者所服用的降压药物有关，甚至怀疑自己出现了什么严重的并发症。

最终，张女士决定前往医院咨询。医生听完张女士的描述后，先是安抚了她的情绪，解释说，高血压本身并不会直接导致体重下降。然而，体重突然减轻可能意味着身体出现了其他问题，需要进一步检查，以找出确切原因。

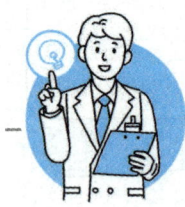

快问快答

问 高血压患者体重突然下降，究竟是好是坏？

答：降得太快也不好。

高血压患者多伴体重超标，因此医生经常叮嘱患者要调整饮食、适当减肥。目前也有研究表明，体重超标的高血压患者，体重每下降1 kg，血压可降低1～2 mmHg，但这并不适用于体重不超标的高血压患者。

有些降压药物，如利尿剂，也可以通过排出体内过多的水分和电解质引发体重下降，但下降程度有限。因此，当出现不明缘由且显著的体重下降时，高血压患者需要到医院进一步排查，看身体是否出现了并发症或其他问题。一般来说，重点可排查以下问题。

1. 甲状腺问题

甲状腺功能亢进（甲亢）是导致体重下降的常见原因之一。甲亢会加速身体的新陈代谢，即便饮食没有变化，体重也会迅速下降。

2. 肾脏疾病

高血压患者有较高的患肾脏疾病的风险，特别是当血压水平长期没有得到良好控制时，慢性肾病可能会发生，进而导致体重减轻、乏力等。

3. 心脏问题

长期高血压会对心脏造成很大的负担，可能导致心力衰竭，而心力衰竭的早期症状包括体重下降和疲劳。

4. 糖尿病或其他代谢问题

糖尿病或胰岛素抵抗也有可能导致体重下降，需要进一步排除。

患者进食量少、营养不良也可以引起体重降低。其他原因还包括消化系统疾病、肿瘤疾病、血液疾病等，这些疾病也可能是导致体重下降的主要原因。

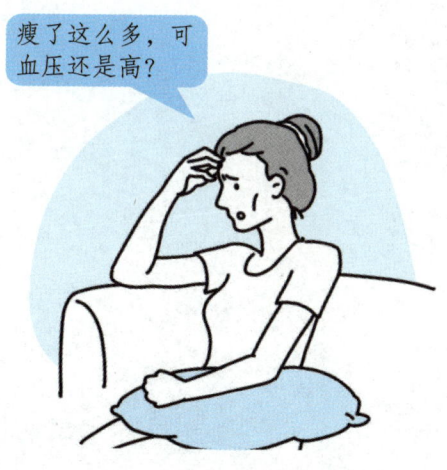

知识拓展

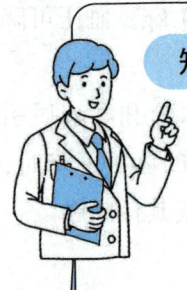

甲亢是什么?

甲亢,是指甲状腺功能亢进症,是由于甲状腺合成及释放过多的甲状腺激素,造成神经、循环、消化等系统兴奋性增高和机体代谢亢进,引起以心悸、出汗、进食、排便次数增多和体重减少为主要表现的一组临床综合征。甲亢患者常表现为突眼、眼睑水肿、视力减退等症状,罕见胫前黏液性水肿,严重的可出现甲状腺危象、昏迷、甚至危及生命。

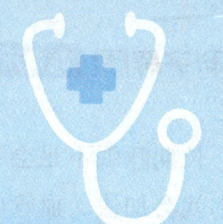

睡眠不好也会影响血压吗?

李师傅,48岁,是一位有着20多年驾龄的出租车司机。他为人勤奋,为了多赚些钱,选择了"三班倒"的工作,结果导致他的作息极为紊乱,没有固定的睡眠时间。尽管睡眠严重不足,他却仍要继续开车。最近,李师傅感觉身体有些不适,但一直不舍得看医生。开始,他只是觉得疲劳、精神不振,对此,他没有太在意,认为是长期熬夜和加班造成的。李师傅认为,虽然自己患有高血压,但只要按时吃药就应该没什么问题。

这天晚上,李师傅正开着夜班车,行驶在高速公路上,突然感到眼前一阵眩晕,握着方向盘的手也变得无力。他立刻意识到不对劲,赶紧把车靠边停下。李师傅心跳加速,感到胸口发闷,脑袋仿佛被重物压着,整个人虚弱无力。为了安全,李师傅决定拨打120急救电话。急救人员赶到现场后,为他测量了血压,结果显示他的收缩压达到190 mmHg,高得让人心惊。急救人员立刻将李师傅送往医院。

几天后,李师傅按照医生的建议开始调整作息,每天晚上十点准时上床睡觉,早上七点准时起床,白天不再打瞌睡。经过一段时间调养后,李师傅的血压果然被控制住了。

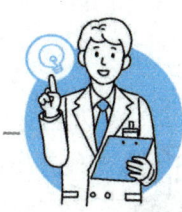

快问快答

问 睡眠不好也会影响血压吗?

答:会。

长期睡眠不足会导致交感神经系统持续处于兴奋状态。当其长期兴奋时，心率就会加快，血管收缩，血压自然升高。如果交感神经持续处于亢奋状态，那么血压就可能一直居高不下。

睡眠不足还会增加皮质醇等压力激素的分泌。皮质醇会引发血管收缩，并诱发水钠潴留，增加体内的水分和血容量，最终导致血压升高。

正常情况下，人体的昼夜节律会帮助调节血压，夜间血压通常会自然下降，称为夜间血压下降现象。但如果常常昼夜颠倒，身体的昼夜节律就会紊乱，血压将无法在夜间自然下降，甚至可能在夜间高于白天。这种情况会让机体血管长期承受高压，增加患心脑血管疾病的风险。

长期睡眠不足不仅会直接导致血压升高，还会加重心脏负担，导致心律失常、心脏病等并发症。

该怎么调节？

睡眠是身体调节血压的重要机制，充足的睡眠可以帮助身体恢复平衡，降低交感神经的兴奋度，帮助控制血压。

简单来说，就是让睡眠建立"规律性"，同时保证每晚至少 7 小时的睡眠时间。睡前拒绝电子产品，保持睡眠环境安静、舒适，可以适当放些助眠的音乐，或喝一杯热牛奶，这些都有助于提高睡眠质量。

睡前避免饮用含咖啡因或酒精的饮品，避免吸烟，这些行为会影响睡眠深度，导致夜间睡眠质量下降，影响血压调节。

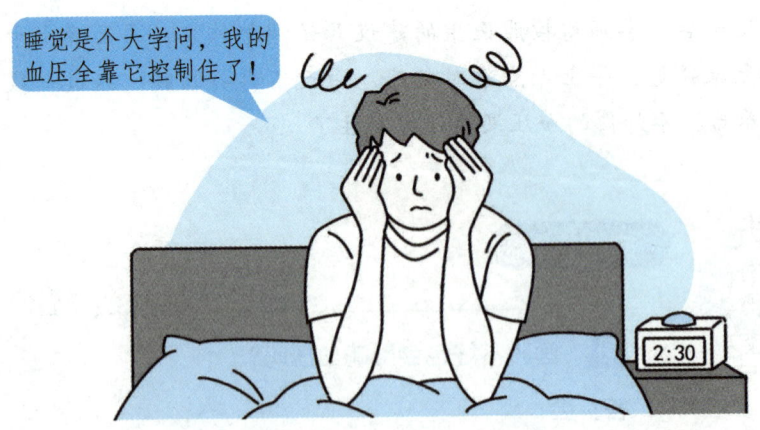

05　在生活中，学会和高血压"和平共处"

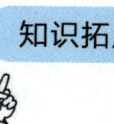

知识拓展

高血压患者需要注意的作息习惯

中午小睡：但要注意饭后活动一下再睡，睡眠时长以不超过 1 小时为宜，以免影响晚上入眠。

晚餐宜少不宜多：晚饭宜少食，可食用一些易消化的食物。

睡前泡脚：热水泡脚可以解乏，有助眠作用。

杜绝娱乐活动：睡前刷手机已成为当代人的常态，但这只会让人兴奋，影响入眠。

起床要缓：高血压患者清晨醒来不要急于坐起，而要躺着慢慢翻翻身、伸伸腰，然后再缓慢坐起下床。

高血压患者可以蒸桑拿吗?

62岁的郑先生身强体壮,平日还能做一些力气活儿。但郑先生有较为严重的关节炎,尤其一到阴雨天气,腿部关节就酸痛难忍。听说蒸桑拿有助于祛寒,缓解关节疼痛,郑先生在朋友的建议下,决定去澡堂蒸一次桑拿,试图缓解腿部的不适。

刚开始时,郑先生觉得身体被热气包裹,很是放松。但大约20分钟后,他开始感到胸口发闷,呼吸逐渐变得急促。他认为这只是初次蒸桑拿的正常反应,便想再坚持一下,结果没多久,郑先生便感到头晕目眩,胸闷加重,呼吸也越来越困难。他试图站起来离开,但刚一起身,便觉得眼前一黑,什么都看不清楚,瞬间晕倒在地。他再醒过来时,发现自己已经被几位热心市民抬到了外面,虽然意识逐渐恢复,但浑身无力。

接着,郑先生被紧急送往医院,经医生检查,郑先生在蒸桑拿时出现了突发性心肌梗死,导致昏迷。医生指出,郑先生早就患有心血管疾病,此次蒸桑拿导致血管扩张、血流紊乱,诱发了心肌梗死,所幸及时获救,才避免了更为严重的后果。

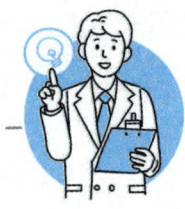

快问快答

问:蒸桑拿不是可以舒张血管吗,为什么高血压患者不能蒸桑拿?

答:因为蒸桑拿容易引发心血管事件。

桑拿的高温环境的确会导致血管扩张，促进血液循环和大量排汗，加速新陈代谢。然而，蒸汽房内氧气含量较低，十分容易引起缺氧。在缺氧的情况下，血液循环减慢，血压调节功能受到影响，对高血压、心脏病患者来说，这种环境非常容易诱发心绞痛、心肌梗死等严重事件。

因此，无论是高血压、冠心病，还是脑血栓，这类心脑血管疾病患者都不适合蒸桑拿。即便是洗热水澡，老年人也要注意将水温控制在35～50℃之间，并且洗浴时间不宜超过20分钟。一旦在蒸桑拿或洗热水澡时出现昏迷现象，身边的人应立即将患者移至通风良好的环境，并尽快拨打120急救电话，送医治疗。

另外，高血压患者最好不要泡温泉。泡温泉会引起血管扩张，如果突然从温泉中站起来，血液可能集中在下肢，导致体位性低血压，这可能会导致头晕、视线模糊，甚至昏厥，增加意外摔倒的风险。

从温泉出来后，如果环境温度较低，血管会迅速收缩，可能导致血压急剧升高，对高血压患者来说，这种血压的剧烈波动非常危险。泡温泉后更不能立即冲冷水澡或进入冷水池，避免温度骤变引起血管剧烈收缩，导致血压急剧升高。

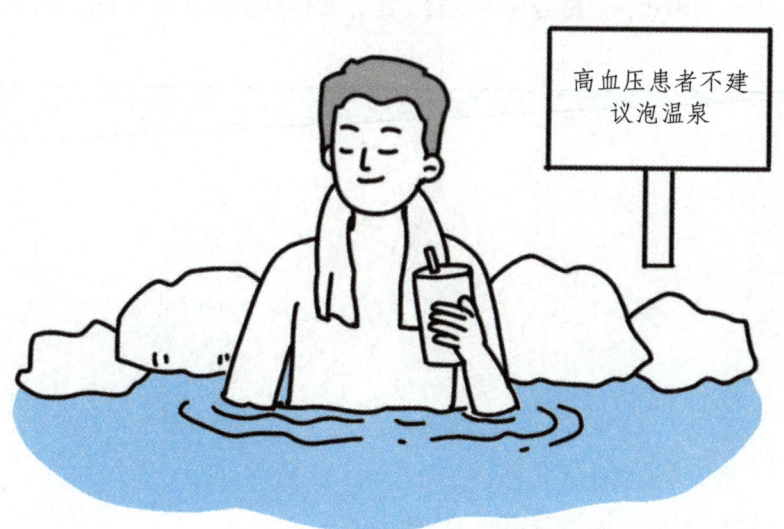

知识拓展

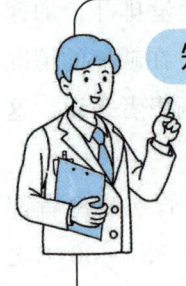

血压正常者泡温泉需要注意的事项

时间控制：每次泡温泉的时间应控制在 15 分钟以内，避免长时间浸泡。可以多次短时间浸泡，每次间隔时离开温泉休息片刻，避免身体过热。

水温控制：温泉水温不应过高，最好控制在 35～40 ℃ 之间，水温过高会加速心跳，扩张血管，增加心血管负担。

及时补水：泡温泉前后应适量饮水，避免脱水导致血压波动或血液浓缩。可以饮用矿泉水或电解质饮料，及时补充身体流失的水分和电解质。

避免突然起身：泡温泉时，避免突然从水中站起，防止体位性低血压引起的头晕或摔倒。建议从温泉里起身时先坐着休息片刻，再站立行走。

避免冷热交替：泡温泉后不要立即冲冷水澡或进入冷水池，温度变化应尽量平缓，警惕感冒或血压波动过大。

洗冷水澡能降血压，这是真的吗？

50岁的王先生是一名企业员工，身体一向硬朗，自认为身体素质不错，免疫力强。从年轻时起，他便养成了每天洗冷水澡的习惯，无论春夏秋冬，以此来增强身体的抗寒能力和免疫力。

然而，几个月前，王先生在单位组织的体检中测得他的血压已达到150/95 mmHg，属于高血压的范畴。医生向他解释了高血压的潜在危险，并建议他改变生活方式，停止洗冷水澡，因为冷水澡可能会导致血压波动，增加心血管负担。然而，王先生并不在意，觉得冷水澡对自己一直都没有什么坏处，而且能提神醒脑，这说明冷水澡有降血压的作用，怎么可能会让血压升高呢？于是他没有遵从医生的建议，依旧保持着洗冷水澡的习惯。

这天早晨，王先生像往常一样在起床后洗了一个冷水澡。然而，在洗澡过程中，他突然感到一阵剧烈的头痛，视线也开始模糊，胸口闷痛，心跳也随之加快。他试图稳住自己走出浴室，但刚挪动一步便感到四肢无力，随即倒在了浴室的地板上。

家人发现后急忙拨打了120，在将王先生送往医院的途中，医护人员测得王先生的血压高达180/110 mmHg，并伴有心脏供血不足的症状，初步判断为高血压危象引发的心绞痛或心肌梗死。

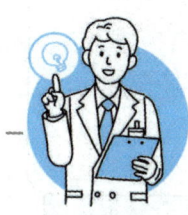

快问快答

问 洗冷水澡能降血压吗？

答：长期来看，不能。

冷水接触皮肤时，只能带来短暂的血压下降或舒缓的错觉，但并没有研究表明洗冷水澡有降血压的作用。

1. 冷水的短期影响

当冷水接触皮肤时，皮肤表面的血管会迅速收缩，这是一种身体的自然反应，目的是减少体内热量的流失。这种血管收缩会导致血压暂时升高，因为心脏需要更加用力地将血液泵向全身，以应对这种突然的冷刺激。对于高血压患者，血压的急剧波动可能会给心脏或血管造成额外负担。

冷水还会激活身体的交感神经系统，引起肾上腺素等压力激素的分泌。这些激素会加快心率，进一步提高血压。

2. 洗冷水澡对高血压患者的潜在风险

对于高血压患者来说，冷水引发的血管收缩和血压升高可能增加心脏负担，特别是如果患者已经患有冠心病或心力衰竭，这种情况可能引发心绞痛或其他心脏问题。

高血压患者通常需要保持血压的稳定，而冷水澡会导致血压的剧烈波动，从血压升高到随后的急剧下降，这种不稳定的状态对高血压患者非常不利，可能增加患中风或心脏病的风险。

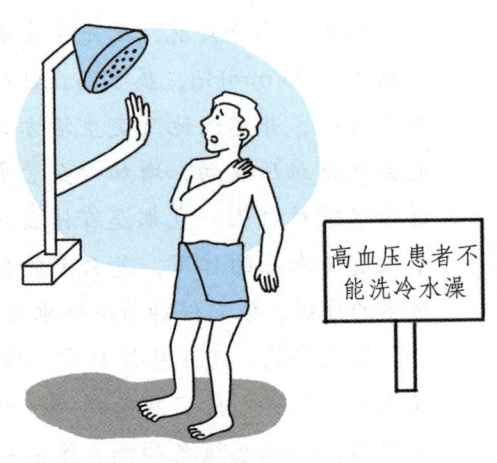

高血压患者不能洗冷水澡

知识拓展

冷休克反应

洗冷水澡有时还会引发一种称为"冷休克反应"的生理反应，即交感神经系统在过度刺激下导致突发性心跳加速，严重时甚至会导致心律不齐或心脏病发作。冷休克反应尤其常发生在血压较高的高血压患者身上。

加班对高血压患者有影响吗？

40岁的刘先生是一家大型公司的项目经理。由于工作繁忙，他几乎每天都要加班到深夜。几年前，他被诊断出高血压，医生建议他改变生活方式，按时服用降压药。但刘先生只能做到服用降压药，至于加班，已经成了他生活的一部分，不可能轻易改变。

随着时间的推移，刘先生发现他开始经常头痛、乏力，偶尔还有心悸的情况，但他以工作忙为由没有太在意。一次复诊时，医生发现他的血压不降反升，于是叮嘱他减少工作压力，保证足够的休息时间，否则容易出大问题。

刘先生认为医生总爱小题大做，就没当回事，直到一天晚上，刘先生又加班到深夜。那时，他已经连续工作12个小时了，都没能好好吃口饭，只用零食和咖啡来缓解饥饿和疲惫。突然，刘先生感到胸口出现一股强烈的压迫感，随之头晕目眩，他试图站起来，但立马发现四肢无力，栽倒在了椅子上。

同事见状立刻拨打了120，刘先生被紧急送往医院，经过一系列检查，医生确诊刘先生为高血压危象。所幸抢救及时，刘先生才没有发生心肌梗死或中风。

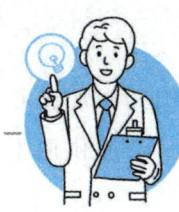

快问快答

问：加班会给高血压患者带来怎样的影响？

答：增加心血管事件风险。

加班对高血压患者有显著的负面影响，尤其是当加班导致长期的身体和心理压力、作息不规律以及饮食不健康时，这种情况会加重高血压病情并增加心血管疾病的风险。

1. 睡眠不足会加重血压波动

加班常常导致睡眠不足，而这会对血压产生明显的负面影响，如夜间血压不下降，这样一来，血压就会始终维持在较高水平，对心血管系统十分不利。

加班还会导致昼夜节律紊乱，身体的生物钟被打乱，血压调节功能失常。长期如此，可能使高血压患者的病情加重，并引发更严重的并发症。

2. 饮食不规律、不健康

加班时，很多人会选择快餐、外卖，或者用零食充饥，而这些食物通常含高盐、高油脂。对于高血压患者来说，高盐饮食会导致体内钠的潴留，引发血压升高。

3. 体力活动减少

对于需要久坐办公的人群，加班时间长往往意味着体力活动减少，而缺乏足够的体力活动，容易导致血液循环减慢，增加血压波动。

高血压患者需要通过适量运动来帮助控制血压，但加班导致工作日内缺乏运动时间，会使患者的血压调控更为困难。

4. 情绪波动与心理压力

高血压患者本身应避免情绪过度波动，而加班时往往工作紧张、任务繁重，容易引发焦虑、烦躁等负面情绪。焦虑和情绪激动会导致交感神经系统被进一步激活，增加肾上腺素的分泌，导致血压升高。

长期的压力和情绪波动可能会使降压药的疗效减弱，使患者的血压更加难以控制。

5. 过度疲劳会增加心血管疾病风险

高血压患者加班导致的过度疲劳，会加重心脏和血管的负担，增加患心脏病、中风等心血管疾病的风险。过度疲劳还可能导致心率加快、心脏供血不足，诱发心绞痛或心肌梗死等紧急情况。

05 在生活中，学会和高血压"和平共处"

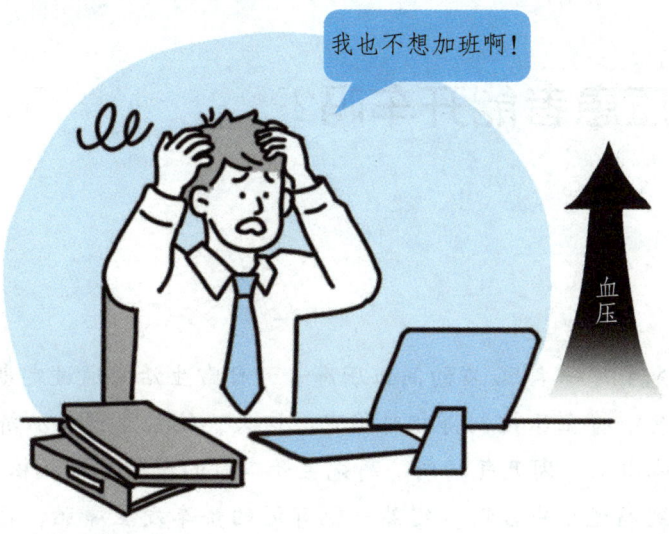

知识拓展

加班一族必备小零食

偶尔的熬夜加班是不可避免的，这时可以靠一些健康的零食来补救，以下几种食物，或许能缓解熬夜给身体带来的不适。

酸奶：低脂原味酸奶含有的蛋白质和脂肪，有助于延长饱腹感，可以搭配新鲜水果和麦片同食。

麦片：即食麦片含有全粒谷物和 B 族维生素，但需要注意的是，应当食用糖分含量较低和蛋白质含量较高的麦片。即食麦片还可以搭配牛奶、酸奶食用，有助于睡眠。

香蕉：香蕉属于高钾食物，同时它的镁含量也很丰富。钾能维持正常的血压与心跳，防止血压上升，而镁则具有消除疲劳的效果。此外，香蕉中的糖分可迅速转化为葡萄糖，立刻被人体吸收，非常适合熬夜加班一族食用。

高血压患者能开车吗？

高先生是一名50岁的高血压患者，日常生活中通过定期服药和控制饮食，将血压控制得相对稳定。这天，他独自驾车从济南出发前往外地出差。因天气晴朗，高先生开车时的情绪也很放松。然而，在行驶到高速路中段时，突然一辆邻近的轿车发生爆胎，巨大的声响把高先生吓了一跳，车身也跟着晃动了一下，随即他赶紧抓紧方向盘。驶过爆胎车辆后，高先生心有余悸，感到心脏在剧烈跳动。

几分钟后，心脏跳动依然剧烈，高先生还出现了胸闷、气短的症状，接着是一阵眩晕，双脚发麻。他意识到身体状况不对，极可能是突发惊吓导致血压骤升。高先生决定不再继续驾驶，将车驶入紧急停车带并打开了双闪警示灯，然后拨通了110求助电话。几分钟后，警方和高速路的救援车辆迅速赶到现场，高先生被送往附近的医院救治。

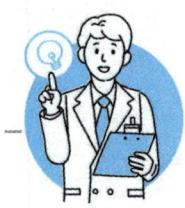

快问快答

问：高血压患者能开车吗？

答：可以，但需要特别注意。

高血压患者一般是可以开车的，但开车需要高度集中注意力，尤其是当行驶在高速公路上时，持续的精神紧张会刺激交感神经，引起血压上升。行驶过程中如发现头痛、头晕、胸闷、脚麻等症状，应及时拨打求救电话。停车后，可在医生指导下先行采取急救措施，然后等待救护人员到来。

另外，还需要特别注意以下情况。

1. 开车前看血压是否稳定

如果患者将血压控制在正常范围内,且没有出现明显的高血压并发症,通常是可以安全驾驶的。定期监测血压,并确保遵循医生的治疗方案非常重要。

2. 看是否存在用药后的副作用

一些降压药可能会引起头晕、嗜睡或视力模糊等副作用,影响驾驶安全。如果患者在服用药物后出现这些症状,建议避免开车,尤其是在副作用严重的情况下。

3. 警惕突发性高血压

如果患者有突发性高血压的病史,或伴随其他高危症状如头痛、头晕、视力模糊、心悸等,建议在这类情况下不要开车。

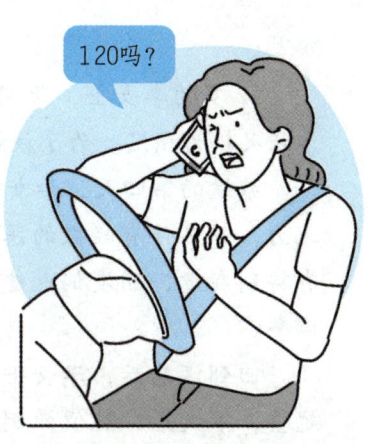

4. 是否有并发症的影响

高血压患者如果出现了心脏病、视力问题或脑血管疾病等并发症,可能会影响驾驶能力。这时,最好听取医生的建议,评估是否适合继续驾驶。

5. 是否具备紧急处理能力

高血压患者在开车时需要确保随身携带必要的药物,如速效救心丸和降压药,万一血压突然升高,能够及时处理。同时,高血压患者在开车前需保证得到足够的休息,身心放松,避免情绪激动,以免血压波动影响驾驶安全。

知识拓展

全国高速公路报警救援电话

全国统一的高速救援电话为12122,是由通信管理部门批准使用的完全公益电话,可供紧急高速公路事故报警和高速公路突发情况紧急救援使用。

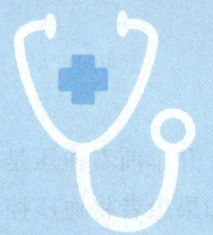

高血压患者可以旅游吗？

52岁的李女士，长期患有高血压，平时通过药物控制血压，身体状况较为稳定。为了放松心情，她和朋友们趁暑期前往云南旅游。

旅途的第四天，李女士和朋友在穿越热带雨林时感觉有些头晕、乏力，并且伴有轻微的恶心。她以为是天气炎热导致的中暑，并没有特别在意，朋友们也建议她休息一下，喝些水，等回到酒店后再调整。

回到酒店后，李女士感觉头痛剧烈，头晕和乏力的症状也越来越重，不久后，她便晕倒在床上，失去了意识。朋友发现后，立即拨打了急救电话，经抢救才得知李女士脑动脉瘤破裂，导致颅内大量出血。紧急手术后，李女士暂时脱离了危险。

医生解释说，长期高血压会导致动脉壁损伤和硬化，使动脉壁薄弱并易于形成动脉瘤，就像汽车车胎侧面鼓起一个包。在血压急剧升高的情况下，动脉瘤就容易破裂，引发颅内出血，危及生命。

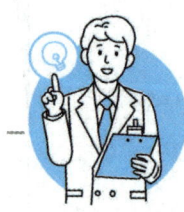

快问快答

问 **高血压患者可以旅游吗？应该注意些什么？**

答：高血压患者可以旅游，但旅行前应先把血压稳定控制在正常水平。

旅游并不是一件轻松的事,患者有可能会经历温度变化、饮食和睡眠不规律、长时间坐车、疲劳等情况,而这些都会导致血压产生波动。因此,高血压患者出门旅游,必须注意以下事项。

1. 病情得到稳定控制

在旅游前,患者应进行一次体检,确认血压是否稳定,医生是否允许旅行。如果患者近期血压波动较大或出现了并发症,旅游计划可能需要推迟。

2. 定时服药和测量血压

高血压患者在旅游时应随身携带足量的降压药及其他应急药物,以应对旅途中可能发生的情况。此外,最好将药物分开存放,避免因行李丢失而无法服药。患者还应随身携带便携式血压计,以方便随时监控血压。

3. 避免高原地区

高血压患者如果计划前往高原地区,需要特别注意。高原环境中的氧气含量较低,容易引发心血管问题。如果非去不可,患者必须提前咨询医生,并在旅途中密切监测血压。

4. 避免过度疲劳

旅游可能会涉及较多的体力活动,如长时间的行走、爬山等。高血压患者应避免过度疲劳,安排好休息时间。过度劳累可能引发血压升高,加重心脏负担。

5. 控制饮食

旅游中饮食可能较为丰富,但高血压患者要尽量保持低盐、低脂的饮食习惯,避免过量食用盐分高的食物(如腌制品、快餐),并减少高热量、高油脂食物的摄入。

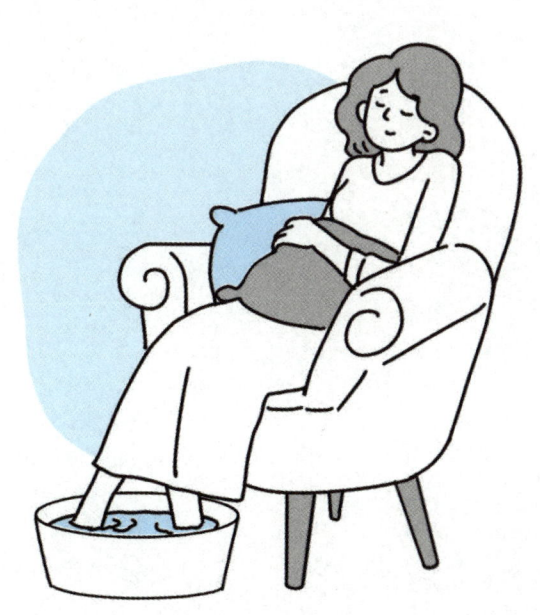

科学降压：高血压衣食住行健康管理

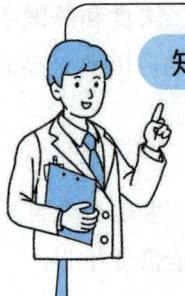

知识拓展

泡脚有助于缓解疲劳

旅途中，每天睡前泡会儿脚能有效缓解疲劳，提高睡眠质量。这是因为睡前洗热水澡和泡脚都能帮助身体降温，使人体进入低能耗状态，从而产生睡意。另外，泡脚还能促进血液循环，帮助稳定血压。

夜间打鼾也能引起高血压吗?

45岁的张先生是一家公司的中层管理者,平时工作压力较大,生活节奏快。最近几个月,他白天常常感到乏力,工作时注意力难以集中,且时常头痛。一次测量血压后,他竟发现自己的血压达到了 150/95 mmHg。由于以前并没有高血压病史,他感到十分疑惑,遂前往医院进行全面检查。

医生详细询问了他的生活习惯和健康状况。张先生提到自己晚上睡觉时经常打鼾,妻子曾多次抱怨他的鼾声如雷鸣。一旁的妻子还特别提醒说,张先生打鼾不但声音大,还会突然暂停呼吸,就像被"憋住了气",几秒钟后又急促地吸气,发出很大的声响。

医生结合张先生的症状和高血压的情况,初步怀疑他可能患有阻塞性睡眠呼吸暂停综合征(OSAS),这是一种与高血压密切相关的疾病。为了确诊,医生对张先生进行了多导睡眠监测(PSG),观察他的睡眠质量和呼吸情况。测试结果显示张先生每小时有超过30次的呼吸暂停现象,最长的一次憋气持续了将近30秒。这意味着张先生的睡眠呼吸暂停问题非常严重,而这种情况正是导致他血压升高的一个重要原因。

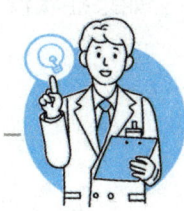

快问快答

问 打鼾也能引起高血压吗?

答:是的。

打鼾在医学上被称为阻塞性睡眠呼吸暂停（OSA），表现为睡眠期间上呼吸道反复阻塞，导致呼吸暂停或气流减少。由于呼吸停止，血液中的氧气水平下降，身体会自动发出紧急信号，促使人从深度睡眠中短暂醒来，并恢复呼吸。这种反复的呼吸暂停不仅打断了正常的睡眠，还会引起交感神经系统的过度激活，导致血管收缩和心率加快。

然而，日常生活中很少有人会认为睡觉打鼾是个严重的问题，从不加以控制，这才是问题的关键。一般到了夜间，人的血压会自然降低，而打鼾的患者却相反，到了夜间反而因为呼吸受阻而血管收缩、心率加快，导致血压升高，长此以往必然造成"血压夜间无法下降，白天也失控"的局面。

针对打鼾引起的高血压，治疗手段主要涵盖以下方面。

1. 持续气道正压通气治疗（CPAP）

CPAP 的装置通过在患者睡觉时提供持续的气道压力，防止上呼吸道塌陷，从而保证患者能在睡眠过程中持续呼吸，减少呼吸暂停现象。这将大大改善患者的睡眠质量，有效降低血压。

2. 减重和生活方式调整

肥胖也是引发 OSA 的重要风险因素之一。患者可以通过健康饮食和运动，降低体重，从而减少上呼吸道的阻塞，缓解呼吸暂停的症状。同时，戒烟、减少饮酒也是有助于改善睡眠呼吸状况和控制血压的重要措施。

3. 控制血压的药物治疗

虽然这类患者的高血压是由 OSA 引发的，但患者仍需在医生的指导下使用降压药物，帮助自己在短期内控制血压，防止心血管并发症的发生。

4. 定期复诊与监测

这类患者的血压表现为特别难控制，患者需要定期复诊，监测睡眠质量和血压变化，尤其是夜间的血压变化，以确保治疗方案的有效性。如果症状没有显著改善，医生可能会调整治疗方案。

05 在生活中，学会和高血压"和平共处"

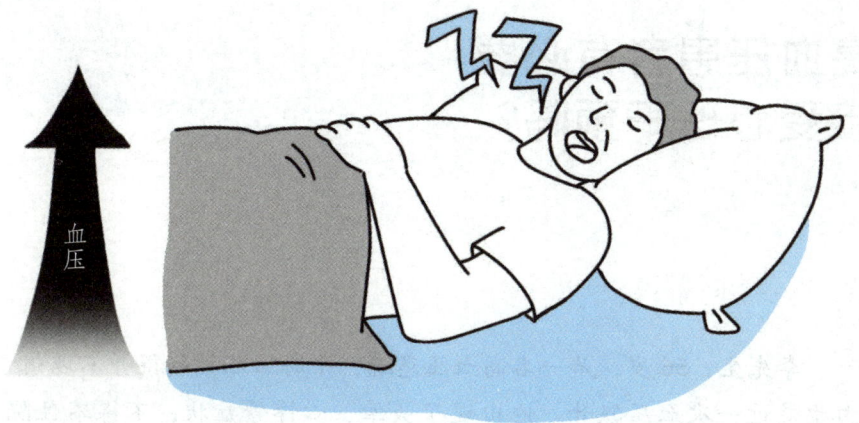

知识拓展

夜间血压如何监测？

针对夜间打鼾引起的高血压，患者可以借助以下两项检查监测夜间血压。

动态血压监测：能有效监测夜间血压波动情况和波动类型，有助于医生调整治疗方案。

夜间呼吸睡眠监测：可有效监测患者夜间呼吸睡眠暂停问题和严重程度，供医生判断是否有必要进行专科诊治。

高血压患者有必要接受心理干预吗？

李先生，56 岁，是一名高血压患者，平时血压控制得并不理想。由于最近一次血压飙升，他出现了头晕、心悸等症状，不得不住院接受进一步治疗。但住院期间，李先生变得异常焦虑，时常大发脾气，甚至向护士和医生抱怨，要求频繁测量血压，生怕医护人员忘记给他量血压或疏忽了他的病情。

在测量血压时，李先生显得极度紧张，反复询问护士结果是否正常。一旦发现血压稍高，他就更加激动，结果导致他的血压一直居高不下。这种情况持续了几天，一位有丰富经验的医生注意到了李先生的异常反应。这位医生意识到，李先生的高血压不只是生理问题，他决定从心理干预的角度来帮助李先生。他与李先生心平气和地交谈了一次，指出李先生血压居高不下可能正是太过关注血压所致。医生与李先生约定好每天量血压的时间，并答应一定会准时，然后又让护士每天给李先生提供一张详细的血压监测表，让他可以随时查看自己的血压变化，消除李先生的恐慌情绪。结果，李先生的血压很快就降下来，回归正常水平了。

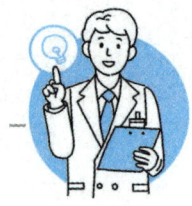

快问快答

问 高血压患者有必要接受心理干预吗？

答：有必要。

情绪和压力会显著影响高血压患者的病情，尤其是当患者对病情过度担忧、情绪紧张时,交感神经系统容易过度活跃,促使血压升高。心理干预可以有效帮助患者减轻压力,改善情绪,从而稳定血压。

当高血压患者过度紧张或焦虑时,血压会出现短暂的急剧升高。放松训练和心理调节可以减少这种波动,帮助患者回归稳定的情绪状态,以获得更准确的血压读数。

通过接受心理干预,患者能逐渐认识到情绪对血压的影响,并学会调整自己对疾病的认知。患者出院后,也能在日常生活中更好地应对压力和不确定性,保持积极的心态。

心理干预的方法有哪些?

1. 认知行为疗法

帮助患者识别和改变负面的思维模式,从而减轻焦虑和抑郁情绪。

2. 放松训练

通过放松技巧,如深呼吸、冥想、听音乐、渐进式肌肉放松,帮助患者缓解压力,调适身心平衡,降低血压。

3. 压力管理

教导患者如何有效应对日常生活中的压力,避免情绪波动导致血压升高。

4. 小组分享

通过心理支持小组或团体治疗,患者之间可以分享自己的经验,互相鼓励,增强治疗的信心。

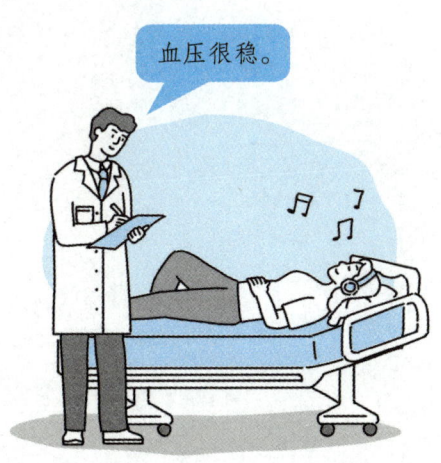

知识拓展

叙事医学

叙事医学,即具有叙事能力的医生开展的人道而有效的医疗实践活动。简单说,叙事医学要求主导相关实践的医生能与患者共情,能体察患者的疾苦,回应患者的需求,从而提供更具有人情味的医疗照护。

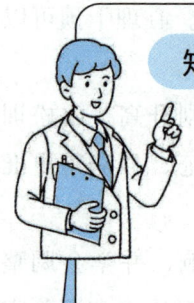

06

药物降压,该出手时就出手

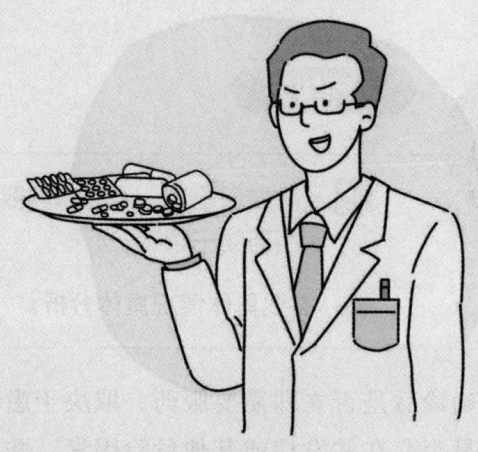

什么情况下就该使用药物干预了？

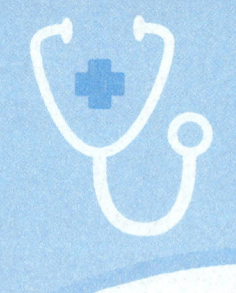

刘先生，58岁，经营一家小型企业，平时工作忙碌，压力较大。几年前他被诊断出轻度高血压，当时医生建议他通过改变生活方式控制血压。然而，由于工作繁忙，刘先生没有严格遵从医生的建议，依然保持着高盐高脂的饮食习惯，运动较少，且长期吸烟。

最近几个月，刘先生时常感到头痛，尤其在夜间或早晨起床时感到头部发紧，同时伴有耳鸣和胸闷的情况。刘先生感觉情况不妙，便到医院进行了检查，结果他的血压为 160/100 mmHg，属于2级高血压。医生又为他安排了心电图、肾功能和眼底检查。结果表明，刘先生不仅血压持续升高，还出现了一些早期的靶器官损害。经过详细评估，医生明确告诉刘先生，基于他的高血压等级、目前存在的多种危险因素（如吸烟、超重）以及已出现的靶器官损害，他需要立即接受药物治疗，仅靠生活方式调整已经不足以有效控制血压。如果继续拖延，将大大增加发生心脑血管事件的风险。

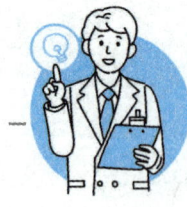

快问快答

问 高血压患者一确诊就需要用药吗？什么情况就该使用药物干预了？

答：需要具体情况具体分析。

高血压确诊后是否立即需要服药，取决于患者的具体血压水平、总体健康状况以及是否存在并发症或其他危险因素。并不是所有高血压患者一确诊就必须用药。

1. 高血压的分级

正如前面所介绍的那样,根据血压的不同水平,高血压一般分为3个等级。针对每个等级的高血压,医生都应结合患者自身情况,制定符合患者病情的治疗策略。

2. 是否存在其他危险因素

医生在决定是否需要药物干预时,会考虑患者的整体心血管风险因素。这些风险因素包括:

①年龄(男性≥55岁,女性≥65岁);

②吸烟;

③高胆固醇;

④糖尿病;

⑤肥胖(BMI≥30);

⑥有心血管疾病家族史;

⑦既往心血管事件(如中风、心脏病发作等)。

患者如果有多个上述危险因素,即使血压处于轻度高血压阶段,也可能需要在早期进行药物干预。

3. 生活方式干预的效果

对于1级高血压患者,尤其是年轻人或没有其他心血管危险因素的患者,医生通常会建议首先通过生活方式的调整来控制血压,如控制体重、限盐、增加运动、戒烟酒、健康饮食等,调整生活方式3～6个月后,如果血压仍无法有效降低到正常范围,就可以考虑药物治疗了。

4. 高血压的严重程度

对于2级和3级高血压患者,医生通常建议立即开始药物治疗。因为在这些阶段,血压水平已经显著升高,患心脑血管疾病的风险显著增加,单靠调整生活方式往往不足以将血压降至安全范围内。

5. 是否有靶器官损害或并发症

即使是轻度的高血压患者,如果已经出现了由高血压引起的靶器官损害也可能需要立即接受药物治疗。靶器官损害或并发症举例如下:心脏肥大、心衰;中风、脑梗死;慢性肾脏病;动脉粥样硬化。

科学降压：高血压衣食住行健康管理

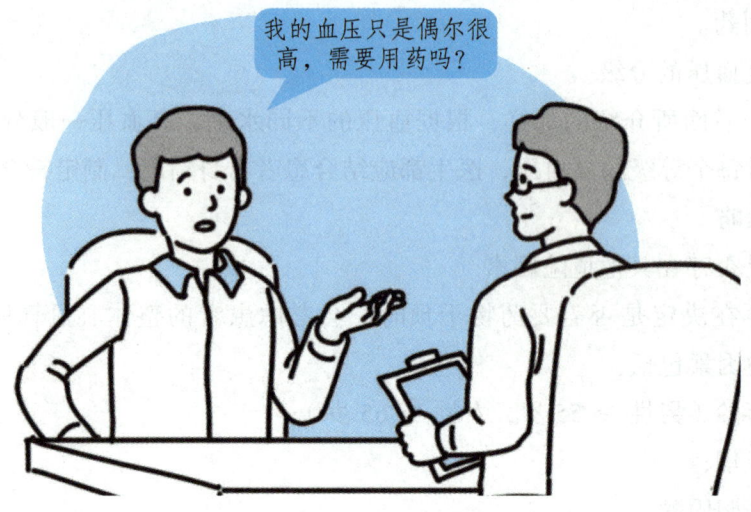

知识拓展

血压变异性

血压正常者的血压水平在一天24小时内是呈现节律性变化的，而有的患者会丧失这种节律性，这称为血压变异性。这时，如果血压波动较大，那么即便血压大多数时候接近正常，只是偶尔明显升高，医生也会考虑用药，以防止心血管事件的发生。

哪些情况下不需要服用降压药？

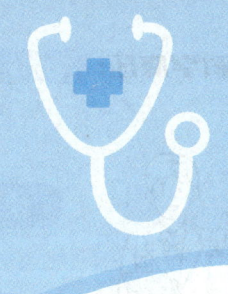

张先生，40岁，是一家IT公司的项目经理，平时工作压力较大，生活节奏快。最近几个月，他常常感到疲劳和不明原因的头痛。由于家族中有高血压病史，张先生决定去医院做一个全面的检查。结果显示他的血压为145/90 mmHg，属于1级高血压。张先生对此感到十分担心，立即询问医生是否需要服用降压药。

经过各项检查和详细的问诊，医生发现张先生除了血压稍高以外，其他健康指标基本正常。他没有糖尿病、高胆固醇等心血管危险因素，略微超重（BMI为27），但并不肥胖。此外，张先生也没有吸烟或酗酒的习惯，家族中虽然有高血压病史，但并无早发性心血管疾病的案例。医生还询问了张先生的生活方式，得知他工作忙碌，缺乏运动，不注重饮食，压力较大，睡眠质量也不理想，等等。

最后，医生经过综合评估，告诉张先生，尽管他被确诊为1级高血压，但目前并不需要药物治疗，建议他先通过生活方式的调整降低血压，尝试在不使用药物的情况下将血压控制在正常范围内。

张先生遵医嘱减少了盐的摄入，开始规律运动，学会了通过冥想和放松技巧来缓解工作中的压力。3个月后，张先生的体重也有所下降，身体状态明显改善。再次复查时，张先生的血压下降到了130/85 mmHg，接近正常水平。

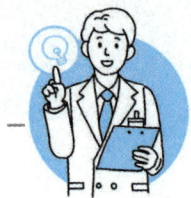

快问快答

问 哪些情况下，高血压患者不需要服用降压药？

答：当患者能通过调整生活方式来控制血压时。

并非所有高血压患者一确诊就需要服用降压药。在很多情况下，患者可以先通过调整生活方式控制血压，不必立即进行药物干预。

1. 血压处于正常高值范围

如果患者的血压在 120/80～139/89 mmHg 之间，属于正常高值或边缘高血压，在这种情况下，患者通常不需要服用降压药。医生会建议患者密切监测血压，并通过调整生活方式（如控制饮食、运动、减重等）预防高血压的进一步发展。

2. 1 级高血压且无其他危险因素

如果是 1 级高血压患者，除了血压略高以外，其他健康状况良好，没有糖尿病、肥胖、吸烟、高胆固醇等心血管危险因素，且没有靶器官损害，医生通常会建议先通过调整生活方式来控制血压。在此情况下，患者可以在 3～6 个月内采取非药物措施观察血压的变化，如果血压恢复到正常水平，就可以避免进行药物干预。

3. 白大褂高血压

白大褂高血压是指患者在医生办公室等医疗环境中测量血压时血压升高，但在家中等非医疗环境下测量血压正常。白大衣高血压通常是由情绪紧张或焦虑引起的短暂性血压升高，不代表真正处于高血压状态。对于白大褂高血压的患者，医生可能不会立即使用降压药物，而是建议患者在家中自己监测血压，同时尝试缓解患者的紧张情绪。如果确定在非医疗环境中血压正常且无其他风险因素，通常不需要使用药物治疗。

4. 轻微妊娠期高血压

有些孕妇会出现轻度的血压升高，但如果血压仅略高，且没有并发症（如子痫前期或胎儿发育异常），医生通常会建议通过饮食、休息和监测血压来控制，而不会立即使用降压药物。

06 药物降压,该出手时就出手

5. 老年患者的轻度高血压

对于老年人,医生有时会对轻度高血压采取"宽容"态度,尤其是当患者血压略高但无明显心脑血管风险或并发症时,医生可能不会立即使用降压药,而是先观察血压变化,并结合生活方式调整来管理。

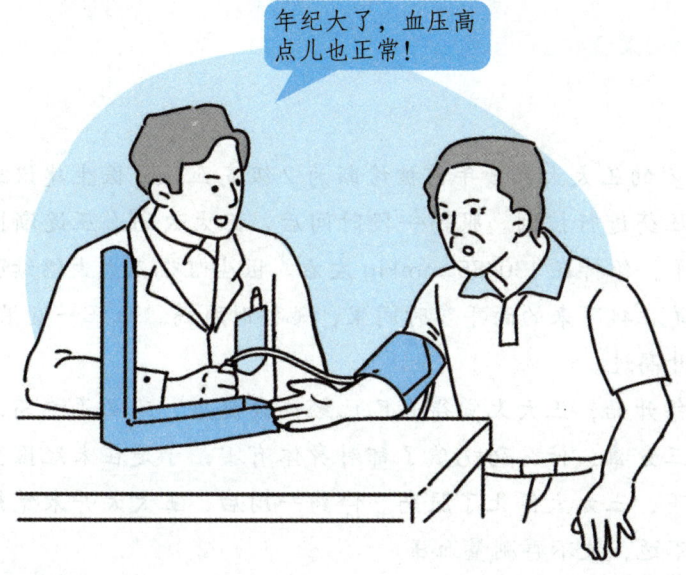

年纪大了,血压高点儿也正常!

知识拓展

为什么年龄大了,血压就高一些?

一般而言,老年人的血压水平高于年轻人,这主要与血管弹性的下降有关。如果老年人血压偏高,但没有其他不良症状,也没有其他心血管疾病,只需自行监测就好,无须在意。

血压已经平稳，能不能停药？

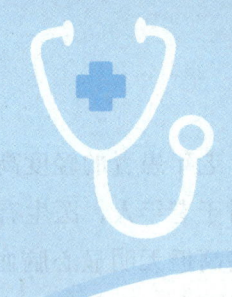

62岁的王太太在3年前被诊断为2级高血压，医生建议她长期服用降压药进行控制。服药一段时间后，王太太的血压逐渐恢复到正常水平，维持在130/85 mmHg左右。医生叮嘱王太太继续服用药物，于是在接下来的两年多时间里，她按时服药，血压一直很稳定，再没有升高过。

今年开始，王太太觉得自己已经恢复健康，不必再吃药，更何况是药三分毒，什么药吃多了都对身体有害，于是在未经医生同意的情况下，王太太停止了服药。停药一周后，王太太并未觉得身体有任何不适，便不再测量血压。

两周后，王太太出现耳鸣的症状，但以为只是上火了，没太在意。接下来，王太太时常会感到心跳加快、胸闷气短，早晨起来头脑发蒙，这才想起来量血压，结果显示血压已经飙升至185/110 mmHg。就医后，医生诊断她已经属于3级高血压了。

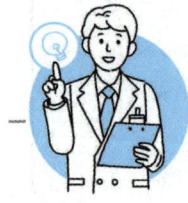

快问快答

问 血压已经平稳，能不能停药？

答：不能。

虽然血压恢复正常是一个积极的信号，但在大多数情况下，这是长期药物治疗和调整生活方式共同作用的结果，擅自停药可能会导致血压反弹或病情加重。

1. 血压平稳并不代表"治愈"

高血压是一种慢性疾病,目前没有根治的方法。药物控制下的正常血压通常并不代表高血压已被"治愈",而往往是药物有效调控的结果。如果擅自停药,可能会导致血压反弹,甚至升得比停药前更高。因此,尽管血压已平稳,患者也不能随意停药。

2. 是否有长期监测数据支持

停药的决定应基于长期的血压监测数据。如果血压监测数据显示在一段时间内,血压一直稳定在正常范围内,并且没有并发症,医生可能会考虑逐步减少药物剂量或停药,但这一过程必须谨慎。

3. 停药的潜在风险

对于长期用药的患者来说,停药后,血压可能会迅速反弹,甚至导致高血压危象,增加中风、心肌梗死、肾功能损害等心脑血管事件及靶器官受损的风险。因此,药物剂量必须在医生的指导下进行调整,并且应逐步试探性地减少药物剂量,而不是立即完全停药。在减药或停药的过程中,患者应密切监测血压,确保血压在合理范围内。一旦发现血压有上升趋势,医生可能需要重新调整药物治疗方案。

4. 是否存在靶器官损伤

如果患者在确诊高血压后已经出现了心、肾或血管的损伤(如左心室肥厚、动脉粥样硬化、肾功能受损等),即便血压已通过药物稳定了下来,通常医生也不建议患者停药。这类患者即使血压正常,也需要通过药物长期维持,以防止进一步损伤或严重并发症的发生。

5. 个体差异

高血压患者的病情各有不同,停药的决定必须进行个性化处理。有些患者能够通过调整生活方式成功停药,而有些患者即使血压平稳,仍需长期服药。因此,医生会根据患者的个体情况确定科学的治疗方案。

科学降压：高血压衣食住行健康管理

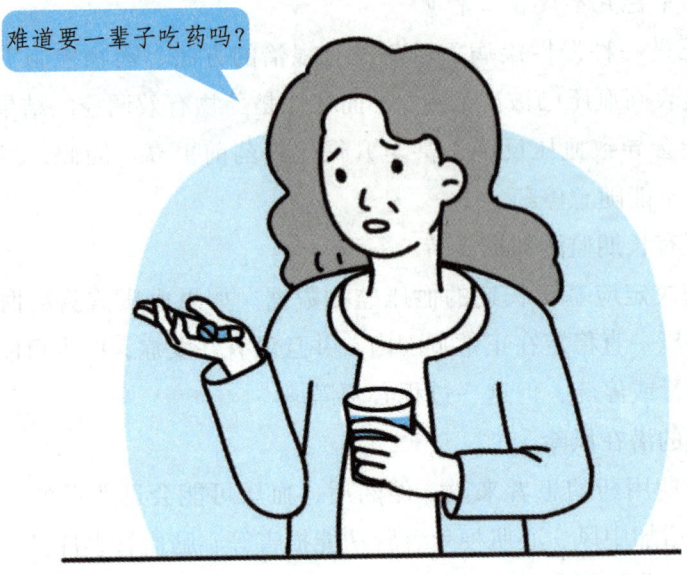

知识拓展

对降压药的几个错误认知

降压药具有依赖性：降压药没有任何依赖性，长期服用是因为高血压无法根治。

一开始不能吃疗效好的降压药，否则有了耐药性就没办法控制病情了：一开始就要选择疗效好和适合自己的药，这样副作用才小。

不能太早服用降压药：高血压不是挺一挺就能扛过去的，越早干预越能降低风险。

降压药久服伤身：降压药的确有副作用，但这些副作用比起高血压对心脑血管和肾脏的伤害不值一提。

有没有能根治高血压的药物？

春梦婆80岁那年，在医院例行体检时，被医生告知血压偏高。医生给她开了降压药，她每天按时服用，血压才得以控制。然而，一旦停止服药，她就会立即头晕目眩。从此，春梦婆就成了吃药一族，每天不得不定时服药，以维持血压稳定。

两年后的一天，春梦婆在其他老太太的撺掇下去听某"知名专家"的健康讲座。讲座吸引来许多长期被疾病困扰的老年人，因为讲座的内容总是围绕着各种医学理论和"成功案例"展开，最后都将这些"成功"指向一种包治百病的"神药"。宣讲者以振奋人心的语言宣称，这种药可以解决老年人所有的健康问题，睡眠枕头和被子更是能改善睡眠，调节全身健康。

听了两天讲座后，春梦婆毫不犹豫地掏出8000元购买了这些产品，认为这是最值得的投资。回到家后，她甚至觉得自己已经成了半个专家，果断地扔掉了医生开的降压药，开始依赖这个"神奇"的产品。

一开始，"神药"确实有奇效，春梦婆觉得头也不晕了，眼睛也清晰了，晚上也能睡大觉了。然而，一个月后，春梦婆突然在新闻上看到一个令人震惊的消息：警方打掉了一个全国范围的诈骗集团，该集团通过大肆宣传"神药"，欺骗了大量中老年用户。经科学检验，所谓的"神药"成分竟是玉米面。这条消息如晴天霹雳，春梦婆立刻感到头晕目眩，险些站不住。一测血压才知道，她的血压从来没有降下来过。

科学降压：高血压衣食住行健康管理

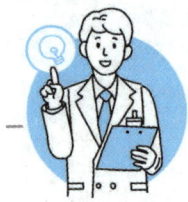

快问快答

问 有没有能根治高血压的药物？

答：没有。

高血压是一种慢性疾病，目前没有所谓的"神药"可以根治。许多中老年人因为害怕长期服药的副作用，或者因为禁不住"神奇疗效"的诱惑，容易误信不明来源的药物或保健品。然而，长期的医学实践表明，高血压需要长期、规范的药物管理，目前任何药物或保健品都无法根治高血压。在确诊为高血压后，患者应该对高血压这种疾病有清醒的认知，从而做到以下几点。

1. 不要擅自停药

降压药物是经过严格的临床试验和认证的，能有效控制血压波动。擅自停药可能导致血压反弹，甚至引发高血压急症，如中风或心肌梗死。

2. 警惕骗局，不要相信所谓的"神药"

不明来源的"神药"往往通过夸大疗效来吸引中老年人，但这些产品既没有科学依据，也没有经过正规临床试验，使用它们不仅没有效果，反而会耽误正确的治疗。

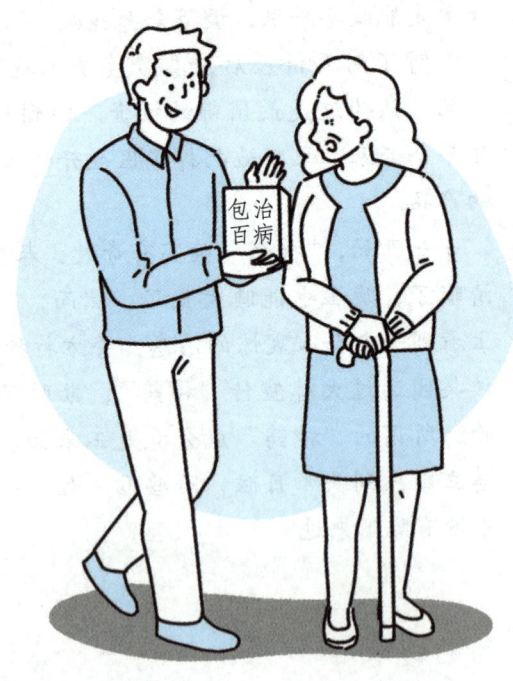

3. 遵循正规医疗建议

遇到健康问题，尤其是慢性病，患者应该听取医生的建议，按时服药、定期复查，避免盲目相信未经认证的产品和疗法。

06 药物降压，该出手时就出手

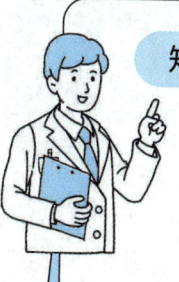

知识拓展

代谢综合征

代谢综合征是一组相互关联的代谢异常表现，包括肥胖、高血压、糖尿病、脂代谢紊乱，其中任何一项都可以导致动脉粥样硬化，而且它们往往能互相影响，最终指向更严重的心血管事件。

降压药太多了，怎么挑选适合自己的？

55岁的王女士，3年前被诊断为高血压，当时的血压为150/95 mmHg，属于1级高血压。医生为她开具了降压药氨氯地平（钙通道阻滞剂），帮助控制血压，并建议她改善生活方式，减少盐的摄入、增加运动量。

在服用氨氯地平几周后，王女士的血压明显下降，头痛和心悸症状也有所减轻。然而，几个月后，她听一位病友说"长期服用钙通道阻滞剂可能会导致脚踝水肿"，于是自行停药，改用朋友推荐的缬沙坦（ARB类药物）。

缬沙坦的效果也不错，王女士的血压暂时保持在正常范围。但1个月后，她发现血压有所波动，尤其在早晨起床时血压偏高，便怀疑自己不适合缬沙坦，正好又听说另一种药物美托洛尔（β受体阻滞剂）对高血压患者有很好的效果。于是，她再次自行更换了药物。就这样，在3年的时间里，王女士尝试了不同种类的降压药，但她发现似乎没有一种药物能帮助她长期稳定血压。为此，她陷入了困惑，不知道该怎么管理自己的血压了。

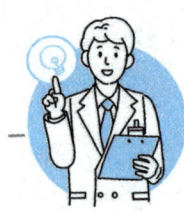

快问快答

问　降压药太多了，该怎么挑选适合自己的？

答：根据实际情况，尊重医生的意见。

降压药的种类很多，而高血压患者的病情和身体状况又可能大不相同，因此，患者在选择药物时应该根据实际情况，认真听取医生的个性化评估意见，从而找到适合自己的降压药。

1. 降压药的主要类型

常见的降压药主要分为以下几类，每种药物的作用机制不同，适合的患者群体也各有侧重。

利尿剂（如氢氯噻嗪、氯噻酮）：通过促进体内钠和水的排出，减少血容量，从而降低血压。利尿剂常用于老年高血压患者，尤其是合并有心力衰竭或肾功能减退的患者。

钙通道阻滞剂（CCB）（如氨氯地平、硝苯地平）：通过抑制钙离子进入心脏和血管平滑肌细胞，降低心脏负荷并扩张血管。常用于老年人和合并有动脉硬化的患者，特别适合收缩压高的患者。

血管紧张素转换酶抑制剂（ACEI）（如依那普利、贝那普利）：通过抑制血管紧张素转换酶，阻断血管收缩机制，从而降低血压。ACEI 特别适合伴有糖尿病、慢性肾病的患者，可以帮助保护肾脏功能。

血管紧张素 II 受体拮抗剂（ARB）（如缬沙坦、氯沙坦）：通过对血管紧张素 II 的阻断作用，防止血管收缩，与 ACEI 作用机制相似，适用于不能耐受 ACEI 的患者，具有较少的副作用。

α 受体阻滞剂（如多沙唑嗪）：通过阻断 α 受体，松弛血管平滑肌，降低外周阻力。通常用于前列腺肥大的高血压患者。

β 受体阻滞剂（如美托洛尔、阿替洛尔）：通过减缓心率和减少心脏的耗氧量，降低血压。适合伴有心绞痛、心脏病史或心率快的患者，但不适合哮喘或慢性阻塞性肺病（COPD）患者。

2. 根据患者个体的耐受性和副作用选择降压药

不同降压药物有不同的副作用，患者的耐受性也不同，药物选择时应综合考虑可能的副作用。

ACEI 类药物的常见副作用是干咳，如果患者无法耐受，可以换用 ARB。

利尿剂可能导致低钾血症、尿频，老年人要特别注意监测电解质平衡。

钙通道阻滞剂可能引起脚踝水肿，部分患者可能会对这种副作用较为敏感。

β 受体阻滞剂可能导致心率过慢、乏力，还可能引发呼吸道问题，因此不适合有慢性肺病的患者。

3. 监测效果和调整药物

降压药物的选择并非一成不变。在服药后的初期，患者需要定期测量血压，并定期复诊，将测量结果反馈给医生。医生会根据药物的效果和副作用，以及患者的身体情况调整药物的种类和剂量。

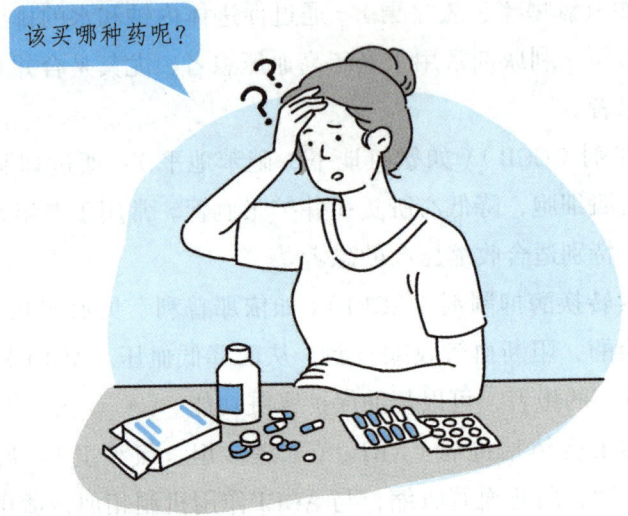

知识拓展

联合用药

有些情况下，单一药物可能无法有效控制血压，此时医生可能会选择联合使用两种或多种药物，以产生更好的降压效果，同时减少单一药物的副作用。常见的联合用药方案：

ACEI/ARB + 利尿剂

ACEI/ARB + 钙通道阻滞剂

利尿剂 + 钙通道阻滞剂

β受体阻滞剂 + 钙通道阻滞剂

什么时间段服用降压药效果最好?

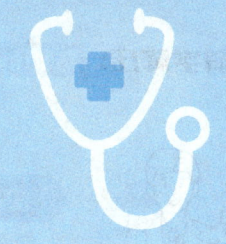

　　李先生，今年58岁，3年前被诊断为高血压，当时他的血压在150/95 mmHg左右。医生为他开了氨氯地平（钙通道阻滞剂），作为主要的降压药，并建议他每天早上服用。起初，李先生的血压通过服药得到了控制，降到了140/90 mmHg左右。但他很快发现，每天早晨服药后的几小时内血压控制得比较好，到了下午或晚上血压就又稍微升高了。

　　李先生对此感到困惑，认为自己可能需要换药，或调整服药时间。于是，他找到医生咨询。医生告诉他，大多数患者适合早晨服药，但李先生心想也许自己是少数患者，于是开始自己摸索，他先试着改在晚上服药，然而，几天之后，他发现早晨起床时血压突然升高，甚至出现了心跳加速、头晕头痛的症状。意识到问题的严重性后，李先生再次去找医生。

　　医生在了解李先生的情况后，向他解释了清晨血压突升的现象，并指出，对于一些患者来说，晚上服药确实可以更好地控制夜间和清晨的血压波动，但服药时间还是需要根据具体情况来决定，不能盲目调整。由于李先生的血压在清晨时段上升较为明显，晚上服药后可能会导致清晨时段的药效不足，从而出现早晨血压突升的情况。

科学降压：高血压衣食住行健康管理

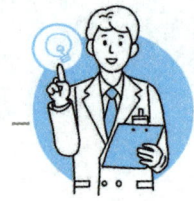

快问快答

问 那么，究竟哪个时间段服用降压药最见效呢？一定要早晨服药吗？

答：降压药的服用时间因个人情况和药物种类不同而有所差异，不一定是早晨。

降压药的服用时间因个人情况和所使用的药物种类不同而有所差异，但一般来说，服药时间的选择可以根据血压的昼夜波动规律和患者的具体需求来调整，这样才能达到更好的降压效果。

患者可根据血压波动情况选择服药时间。大多数高血压患者会在早晨服用降压药，这是因为早晨是交感神经最活跃的时间段，血压波动较大，心血管事件也常发生在早晨。再加上人体白天活动量大、血压上升也较快，早晨服药可以有效平稳白天的血压波动。而对于一些夜间血压不降的患者，医生可能会建议在晚上服药。

另外，还要根据药效时间来选择服药时间。一般的降压药在服用4～6小时会在血液中形成最高的浓度，因此为了平稳降压，最好在全天的高血压高峰前数小时服药。当然，有一些长效降压药可以在晚上睡前服用，这种药物通过在夜间稳定释放药效，能大大降低血压波动，减少夜间高血压和清晨血压突升的风险。

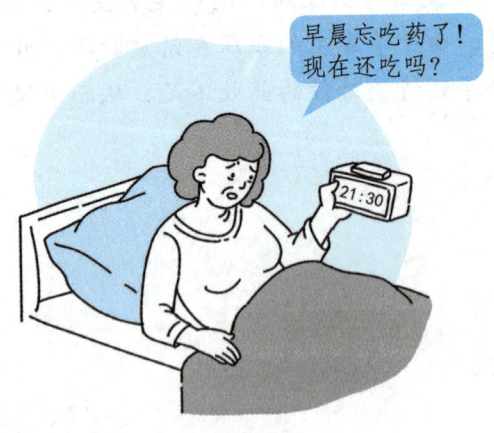

06 药物降压，该出手时就出手

知识拓展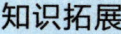

必要时可选择分次服药

对于一些血压波动较大或需要多种药物联合治疗的患者，医生可能会建议分次服药，即将药物分别安排在早晨和晚上服用。这种方法可以帮助患者全天平稳地控制血压，尤其适合一天内血压变化较大的人群。

降压药不宜与哪些药物联用？

刘女士，63 岁，长期高血压患者，一直服用缬沙坦，血压基本稳定在 130/85 mmHg 左右，日常生活也很规律。然而，最近一段时间，刘女士膝关节炎发作，异常疼痛，尤其一到阴雨天，几乎难以行走。为了缓解膝盖疼痛，刘女士在没有咨询医生的情况下开始服用布洛芬。1 周后，刘女士发现自己每天早晨起床后有轻微的头晕和心悸现象，而这是之前从来没有过的。她用家庭血压计测量血压，惊讶地发现自己的血压升高到了 160/95 mmHg，比她正常的血压值高出不少。刘女士开始担心自己的血压高到失控，认为是降压药不再起作用了。

由于症状加重，刘女士再次去医院就诊。医生在详细询问了她的用药史后，发现她最近开始服用布洛芬来缓解膝盖疼痛。医生立即指出，布洛芬（NSAIDs）与缬沙坦（ARB）之间存在药物相互作用，这可能是引发血压升高的原因。

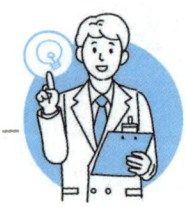

快问快答

问　降压药不宜与哪些药物联用？
答：需遵医嘱，不能擅自用药。

市面上很多常见药物与降压药联用时有可能会产生药物相互作用，影响降压效果，甚至引发副作用或健康风险。因此，患者在服用降压药时，必须了解哪些药物不宜联用，并应在使用其他药物前咨询医生。

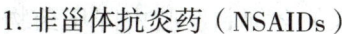

1. 非甾体抗炎药（NSAIDs）

布洛芬、萘普生、阿司匹林（大剂量）。

风险：NSAIDs可引起水钠潴留，导致血压升高，并减弱降压药物的效果，特别是ACEI（如依那普利）和ARB（如缬沙坦）。

如需缓解疼痛或炎症，应咨询医生，医生可能会建议使用其他止痛药物，如对乙酰氨基酚（扑热息痛）。如果必须长期使用NSAIDs，应监测血压和肾功能。

2. 钙补充剂和钙通道阻滞剂

钙片、抗酸药中的钙成分，洋地黄类强心药物。

风险：含钙补充剂可能影响钙通道阻滞剂（如氨氯地平）的降压效果。钙通道阻滞剂通过抑制钙离子进入细胞来降低血压，过量补钙可能降低这类药物的疗效。而硝苯地平、尼莫地平，不能与地高辛（洋地黄类）同时服用，因为这样会增加地高辛的血药浓度，可能导致洋地黄中毒。

3. 抗抑郁药物

三环类抗抑郁药（阿米替林、去甲替林）、选择性5-羟色胺再摄取抑制剂（SSRIs，如氟西汀、舍曲林）。

风险：某些抗抑郁药，尤其是三环类抗抑郁药，会导致血管收缩，从而引起血压升高。而SSRIs类药物也可能使血压增高，尤其是在高剂量服用后。

患者在服用抗抑郁药物时应定期监测血压，并与医生讨论药物调整方案，以兼顾血压控制与心理健康管理。

4. 类固醇药物

泼尼松、地塞米松。

风险：类固醇药物会引起水钠潴留，从而导致血压升高，并削弱降压药的效果。长期使用类固醇可能增加患心血管并发症的风险。

5. 缓解鼻塞的药物（减充血剂）

伪麻黄碱、去氧肾上腺素。

风险：减充血剂会收缩血管，从而导致血压升高。对于服用降压药的患者，使用减充血剂类药物可能会抵消降压效果，甚至导致严重的血压升高。如果确有需要，应咨询医生寻找不含伪麻黄碱的替代药物。

6. 抗生素类

红霉素、克拉霉素。

风险：某些抗生素（如红霉素、克拉霉素）会抑制肝脏中降压药物（尤其是钙通道阻滞剂）的代谢，从而导致药物在体内累积，引起过度降压或其他不良反应。

在决定使用抗生素时，患者应告知医生自己正在服用的降压药，医生会根据药物相互作用调整剂量。

7.抗糖尿病药物

胰岛素、磺酰脲类药物（格列齐特、格列本脲）。

风险：降压药与抗糖尿病药物的相互作用可能导致低血糖风险增加，尤其是β受体阻滞剂，它们可能掩盖低血糖的症状（如心悸、颤抖等），使患者无法及时察觉低血糖的发生。

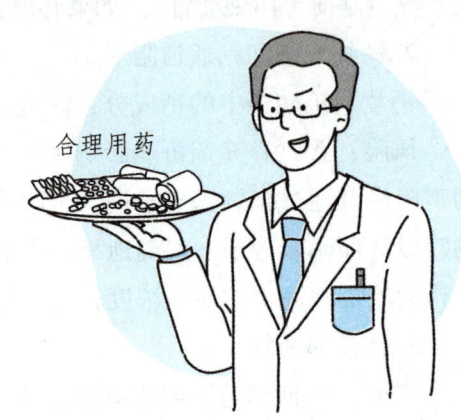

合理用药

8.抗凝药物

华法林、利伐沙班。

风险：某些降压药物（如利尿剂）可能影响抗凝药的代谢，增加出血风险。此外，血压波动剧烈也会增加脑出血的风险。

抗凝药物与降压药物联用时应密切监测凝血功能（如INR）和血压，避免导致不良事件。

知识拓展

有些中草药也不能与降压药联用

甘草具有促进钠、水潴留的作用，可能导致血压升高，削弱降压药的效果。麻黄类草药则含有伪麻黄碱成分，也有可能会导致血压升高。

几天没吃药,为什么感觉不到血压升高呢?

老张最近怀疑高血压可能是一种情绪病,压根没必要吃药。事情是这样的,老张患高血压有十余年了,一直靠服用降压药控制血压,从来没间断过。最近,老张的孙子生病住院了,一家人忙进忙出,老张也跟着送菜送饭,结果把自己血压高的事忘了个一干二净,一连两个礼拜都没吃降压药,其间他一点儿高血压的症状都没有,每天都很精神。然而,当回想起这件事时,他吓了一大跳,赶紧量了下血压,结果发现血压高得吓人,接着头也晕了,眼也花了,心脏也不舒服了。老张想,如果自己得了失忆症,是不是高血压也就好了呢?

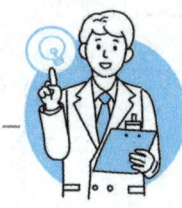

快问快答

问 为什么有时几天都忘记吃药了,但感觉不到血压升高呢?

答:不是没升高,而是没感觉到。

老张的经历其实并不是高血压"消失"或治愈的表现,而是因为高血压这种病本身就是"无声杀手"。

高血压通常没有明显症状,尤其在血压刚升高时,很多患者不会立即感到不适。很多高血压患者在日常生活中即便血压很高,也可能感觉不到明显症状。这也是为什么很多患者是在体检时才偶然发现自己血压高的。

另外,医学上有一种说法叫作"注意力法则"。患者如果在一段时间内将注意力集中在了其他事情上，就会暂时忽视了自己的健康状况。这种注意力的转移有时会缓解心理压力，减少对症状的敏感性，从而使患者误以为没有高血压的症状。

降压药的"滞后效应"也是造成这一现象的原因。患者长期服用降压药，药物已经在患者体内建立了持续的血压调节机制。所以在停药的最初几天，血压可能不会立刻反弹到高水平。然而，随着时间的推移，药物的作用会逐渐减弱，血压也会逐渐恢复到未服药时的高水平。

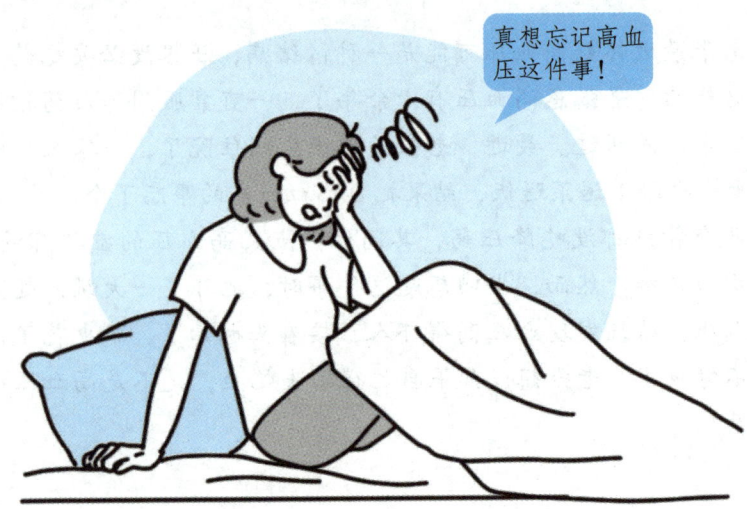

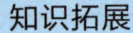

知识拓展

心因性疾病

心理因素在某些情况下会放大身体的反应，这就是心因性疾病的特征。高血压、青光眼、乳腺增生、肿瘤都属于心因性疾病，得了心因性疾病的患者要注意保持良好的心态，避免情绪过激。饮食方面也可以多吃一些香蕉、糙米、核桃、奶制品、绿色蔬菜等食物。

血压一到夏天就正常了，还需要服药吗？

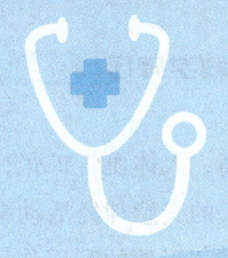

65岁的李大爷患高血压已经十多年了。平日里，他一直按时服用医生开的缬沙坦，血压也基本控制在140/85 mmHg左右。每隔几个月，李大爷都会去社区医院复查血压，也在家里定期监测血压。时间长了，李大爷发现一个规律，就是他的血压在夏天比其他季节明显偏低。最近的一次检查中，李大爷的血压甚至下降到了120/75 mmHg。这让他感到困惑：为什么血压在夏季会更低呢？那是不是意味着夏天不用吃降压药呢？

然而，李大爷比较谨慎，并没有立即停药，而是向周围的朋友打听情况。许多朋友告诉他，夏季血压降低是常见现象，有些人夏天不吃药，血压也能维持正常。李大爷听了喜出望外，但又怕骤然停药，血压会飙升，于是他试着减少药量。一开始几天，血压还算正常，但到了第二周就不行了，又回到了145/90 mmHg左右，心脏偶尔也感到不适。

李大爷再次陷入困惑，决定去医院问个清楚。

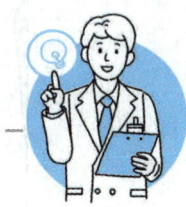

快问快答

问 血压一到夏天就会恢复正常，还需要吃药吗？

答：需要。

到了夏季，许多高血压患者会发现自己的血压趋于正常，这种现象相对常见，原因与天气变化、身体调节机制以及生活方式改变有关。在夏季，气温升高，人体血管扩张，血流阻力减小，导致血压下降。相较于寒冷的冬季，夏天人的交感神经活动减弱，也会使血压降低。而且夏季人们出汗较多，相当于一种"天然的利尿作用"，排出了体内的钠和水分，从而导致血容量下降，使血压降低。另外，夏季户外活动增多，身体代谢加快，有些人会因此变得更加活跃，情绪也相对放松，这些都可能促使血压下降。

尽管夏季血压会趋于正常，但患者仍不能擅自停药。高血压是一种长期的慢性病，通常需要终身管理。即使夏季血压暂时趋于正常，也并不意味着高血压已经"痊愈"。高血压的根本病因仍然存在，擅自停药可能导致血压反弹，尤其是在秋冬季节，气温降低时，血压可能再次升高。如果停止用药，血压反弹的风险增加，可能导致中风、心脏病或肾脏损害等并发症。

如果患者确实发现夏季血压长期稳定在较低水平，可以在医生的指导下调整降压药的剂量，而不是完全停药。医生会根据患者的具体情况，逐步减少药物剂量，以适应夏季血压的自然变化。例如，从每日服药调整为隔日服药，或减少服药种类。

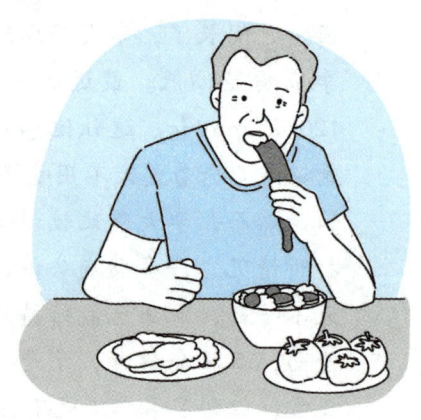

血压的变化因人而异，某些高血压患者即使在夏季也需要保持足够的药物控制。对于有并发症（如糖尿病、心脏病、肾病）或高危风险的患者，持续稳定的血压控制至关重要，擅自停药可能会带来严重后果。

知识拓展

夏季血压下降与生活方式的改变有关

夏季，人们往往会增加户外活动，也会增加大量的蔬菜水果，饮食上相对清淡许多。这说明健康的生活方式是有利于控制血压的，因此，高血压患者一定要减少盐的摄入、增加运动、保持情绪平稳等。

为什么感觉药效越来越弱了？

王先生，今年58岁，几年前被诊断为高血压，医生为他开了缬沙坦（ARB类降压药），来控制血压。刚开始服药时，王先生的血压迅速从155/95 mmHg下降到了135/85 mmHg左右，头痛和心悸的症状也明显减轻。王先生感到很满意，遵医嘱每天按时服药，并定期去医院复查。

然而，半年后，王先生感觉降压效果不如从前了，自测时血压回升到了145/90 mmHg，虽然没有严重的不适，但他意识到血压在持续升高。为什么药物会"失效"呢？他带着这种疑问去找医生。

医生听了王先生的描述后，认为随着时间的推移，可能是因为血管状况发生了变化，也可能是因为王先生的体重增加、生活方式不当等影响了药物效果。于是，医生给他增加了氢氯噻嗪（一种利尿剂），与缬沙坦联合使用。王先生接受了医生的治疗方案，并开始服用新的药物组合。很快，王先生的血压控制在了135/85 mmHg左右，症状也得到了缓解，但半年后，王先生又遇到了相同的问题，于是他坚定地认为降压药一定具有耐药性。

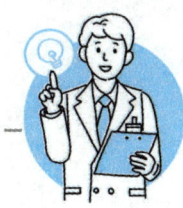

快问快答

问 降压药是否有耐药性呢？为什么药效越来越弱呢？

答：降压药没有耐药性一说。药效变弱受以下多种因素影响。

降压药通常不会像抗生素那样存在耐药性的问题，但有时患者在长期服药后确实会感觉降压效果减弱，血压不再像刚开始治疗时那样容易控制了。这种情况其实是受多种因素影响的，也许是疾病的自然进展、生活方式的变化、其他药物的干扰等。

1. 疾病的进展

高血压是一种慢性进行性疾病，随着年龄的增长，患者的血管弹性下降、动脉硬化等问题加重，导致血压管理变得更复杂。因此，长期高血压患者可能需要调整药物或增加剂量，以继续控制血压。这并不是耐药性，而是疾病随着时间推移变得更难控制。

2. 生活方式的变化

患者的饮食、运动、体重和情绪等生活方式及身心状态对血压有很大影响。饮食中盐的摄入增加、体重增加或缺乏运动等，都会导致血压升高，减弱药物的效果。压力、焦虑等情绪波动也可能导致血压上升，影响药物的降压效果。饮酒、吸烟等不良习惯同样会干扰药物的效果。

3. 与其他药物的相互作用

患者可能服用了其他药物，这些药物会干扰降压药的效果。例如，非甾体抗炎药（NSAIDs）可能导致水钠潴留，抵消了降压药的效果；类固醇、某些鼻用减充血剂、抗抑郁药等，也会影响血压调节。

4. 药物依从性差

有些患者可能没有严格按照医嘱服药，漏服药物或擅自减少剂量会导致血压波动，产生药物效果减弱的感觉。按时按量服用药物是确保药物有效的关键。

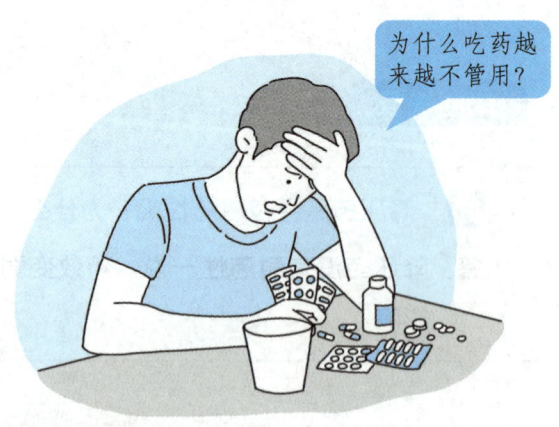

06 药物降压，该出手时就出手

知识拓展

什么是耐药性？

耐药性通常发生在抗生素、抗病毒药物等特定药物中，指的是病原体（如细菌或病毒）因突变或选择性压力对药物产生抗性，使药物效果减弱。这与降压药的作用原理完全不同，降压药的作用是调控人体的生理系统（如血管、心脏和肾脏），而不是对抗病原体，因此，降压药没有耐药性一说。

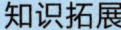

中药能调控血压吗?

张先生，62岁，已患高血压多年。一直以来，张先生遵医嘱长期服用西药控制血压，但血压仍然时常波动，无法保持稳定。从两年前开始，张先生在医生的建议下，开始服用缬沙坦（ARB类降压药）和氨氯地平（钙通道阻滞剂）联合治疗，但效果依然不尽如人意，血压维持在150/95 mmHg左右，偶尔会上升至160/100 mmHg。最近，张先生还新添了头晕、心悸、失眠等不适症状，尤其是天气变化或情绪波动时，症状会加重。失眠问题也让他很苦恼，他经常半夜醒来，第二天精神不佳，情绪也跟着烦躁。

这时，有人建议他试试用中药调理，也许会有效果。于是，张先生带着疑惑和期望来到中医诊所。

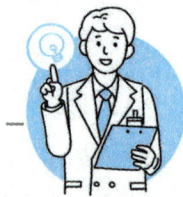

快问快答

问 中药真的能调控血压吗？

答：有作用，但不能私自用药。

在中医理论中，高血压属于眩晕之症，被视作体内阴阳失衡、气血不和的反映。中医重在调理，是根据每个患者的体质和病情用药，使机体阴阳、气血调和，从而阻止病灶在机体发生、发展。从中医理论来讲，中药对调控高血压是有一定帮助的。

其实无论西药还是中药，对于高血压来说，都只能控制，而不能根治，患者在服用西药效果不佳时，可以考虑尝试用中药调控。许多中药具有降压、活血化瘀、益气养血、疏肝理气等作用。

钩藤：可以扩张外周血管、改善血液循环，从而起到降压的效果。

黄芩：通过减少血管的阻力来降低血压。

丹参：有活血化瘀的作用，可改善微循环，帮助降低血压。

川芎：可以扩张血管、促进血液流动，对降压有辅助作用。

泽泻：具有明显的利尿作用，能帮助排出体内多余的水分，降低血压。

茯苓：具有利水作用，可帮助调节水液代谢，对血压调控有一定辅助作用。

柴胡：具有疏肝解郁的作用，可以帮助缓解压力、情绪紧张等，进而调控血压。

酸枣仁：有安神、镇静的作用，有助于缓解焦虑和失眠，间接稳定血压。

需要提醒的是，患者不可自行用药，应当到医院中医科就诊，遵医嘱服药。

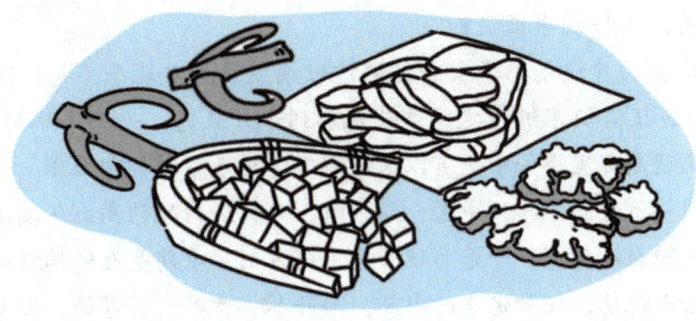

知识拓展

三七粉能不能降血压？

三七是中国传统医学的名贵草药，可去瘀损、止血衄。生三七粉去瘀生新，并有止血不留瘀、行血不伤新的优点，可消炎镇痛，治疗跌打损伤。熟三七粉可以补血，有滋补功效，但没有临床试验表明三七粉能降血压。

可以中西医结合治疗高血压吗？

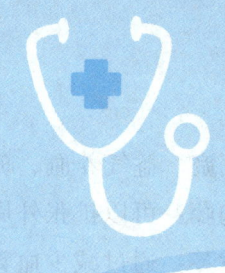

李女士，今年57岁，患有高血压已有6年多。刚确诊时，医生给她开了常规的缬沙坦（ARB类降压药）。一开始，血压可控制在140/85 mmHg左右。然而，随着时间的推移，李女士逐渐发现，单纯服用西药的效果不如从前，血压偶尔还会反弹到150/95 mmHg，而且常伴有头晕、心悸、疲倦等症状。更让她烦恼的是，她最近血压波动比较大，时常出现轻微的头痛，失眠也越来越频繁，白天精神状态差，工作效率低。

在医生的建议下，李女士把缬沙坦换成了氨氯地平（钙通道阻滞剂），但血压依旧不够稳定。这让她感到十分焦虑。一次偶然的机会，李女士从朋友那里得知中医可以通过调理体质来帮助控制血压。于是李女士找到一位经验丰富的中医，经诊断，大夫认为她的高血压属于肝阳上亢、气滞血瘀类型，于是为她开了中药方剂，主药是天麻钩藤饮，加上一些活血化瘀、安神定志的中药，如丹参、黄芩、川芎等。但大夫叮嘱李女士，中药治疗属于一种长期性的调理，建议她坚持服用几个月。

中药汤饮实在难以下咽，李女士坚持服用两周中药后，就以没有得到任何缓解为由放弃了。李女士陷入了困境，开始思考，能不能采取中西药结合的方式来控制血压呢？

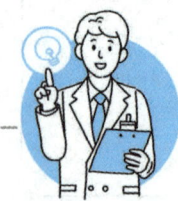

快问快答

问 真的可以中西药结合治疗高血压吗？

答：可以。

中药在调控血压方面的确具有一定辅助作用，但通常较为温和，见效较慢。中医的理念是调理大于改善症状，因此单独用于降压的话，中药的效果不如西药，特别是对于血压升高较明显的患者，可能无法达到理想的降压效果。中药治疗还讲究辨证论治，不同患者的体质、病情、症状不同，所用的中药方剂也有所不同，同一位患者的药方也会由中医根据天时来做调整，因此效果存在较大的个体差异。而西药则完全不同，西药往往能快速降低血压，而且大多可以长期服用，不需要频繁调整药方。

因此，患者可以考虑中西药结合治疗，但必须注意以下几点。

1. 与医生沟通

患者应告知医生自己在服用中药，确保中药和西药之间没有药物相互作用。因为某些中药可能影响西药的代谢，导致降压效果增强或减弱。

2. 不能擅自停药

高血压患者不能因为服用中药就擅自停用降压西药，必须在医生的指导下合理调整治疗方案。

3. 定期监测血压

在中药调理过程中，患者应定期监测血压，以确保血压稳定。如果血压波动明显，患者需及时与医生沟通，调整治疗方案。

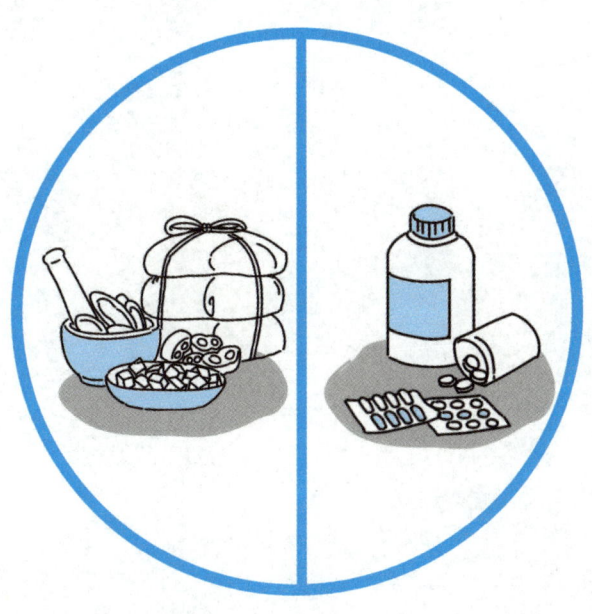

知识拓展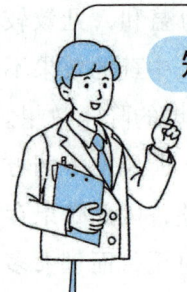

针灸治疗

针灸是中医诊治的主要手段之一。高血压患者每周进行针灸治疗，可以帮助调节气血、疏通经络，促进血液循环，缓解头晕和心悸。重点针刺的穴位包括以下几处。

百会、风池：疏风熄风，平肝降压。

内关、心俞：宁心安神，缓解心悸，平复焦虑情绪。

太冲、足三里：调节气血，改善全身循环。

高血压患者需要每年输液保护血管吗?

刘女士,今年55岁,3年前被确诊为高血压。自确诊以来,她一直服用缬沙坦控制血压,血压基本稳定在140/85 mmHg左右。虽然血压得到了控制,但刘女士依然十分担心自己的健康,尤其担心高血压会对血管造成长期损伤。

最近,她在社区诊所听邻居提起,很多高血压患者每年会去医院输液,据说这样能"保护血管",预防因为高血压导致的心脑血管疾病。刘女士进一步打听输的是什么药,邻居却不清楚,说医生都知道。刘女士听了觉得有道理,心想自己是不是也应该每年去医院输液,以保护血管,降低高血压带来的血管硬化、脑卒中等风险。

带着这些疑问,刘女士去往医院找医生咨询。医生认真听了她的需求后却感到困惑,然后耐心地向她解释:"目前并没有科学证据表明高血压患者需要通过定期输液来保护血管。高血压的标准治疗方法是通过药物控制血压、建立健康的生活方式和定期监测血压,并没有什么特别的'保护血管'的输液疗法。"

刘女士有些吃惊,为什么邻居说很多高血压患者会定期输液呢?难道是骗局?

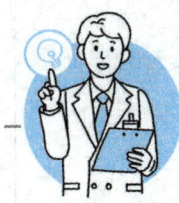

快问快答

问 高血压患者需要每年输液保护血管吗?

答:不需要,谣言不可信。

"输液保护血管"的说法并没有得到医学证据的支持。输液通常用于补充体液或营养,治疗感染等急性问题,并不能特异性地保护血管,尤其是对高血压患者来说,输液不会起到降压或预防血管硬化的作用。另外,长时间或不必要的输液还可能给血管带来风险,如静脉炎、感染,甚至对于部分高血压患者来说,不必要的输液还可能增加水钠潴留的风险,反而对心脏和肾脏造成负担。

至于民间流传的输液可软化血管的说法更是无稽之谈。实际上,目前医学界并没有研发出真正可以软化血管的药物。高血压确实会导致血管硬化,但降压治疗也只能延缓或阻止动脉进一步硬化,根本不能让已经硬化的血管软化。

因此,高血压患者最重要的是保持血压的长期稳定,只有控制住血压,才能有效预防心脑血管事件,保护血管免受长期高压带来的损伤。

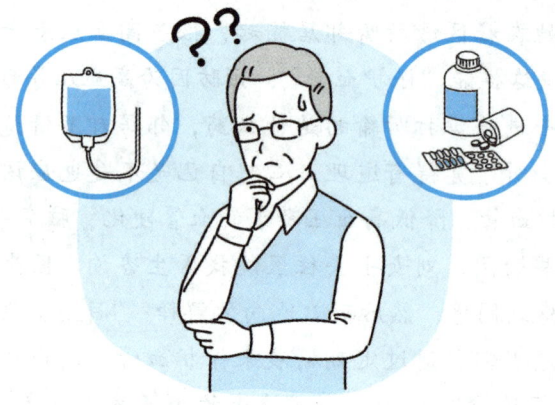

知识拓展

降压手环有用吗?

目前没有任何科学研究表明降压手环能降血压。事实上,市面上很多打着"降压奇效"旗号的产品是没有降压作用的。如果戴一戴手环、换个枕头就能降血压,就不会有那么多降压药了。

07

并发症和特殊人群的那些事

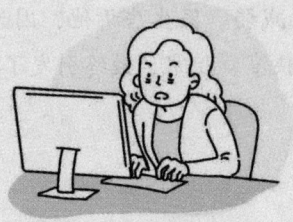
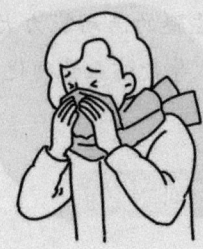
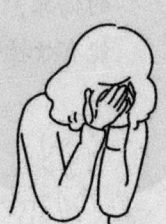

高血压患者一定会得并发症吗?

陈先生,45岁,5年前被确诊为高血压,医生建议他服用缬沙坦(ARB类降压药)来控制血压。当初,陈先生是体检时偶然诊断出高血压(150/95 mmHg)的,平时并没有感觉不适,再加上还年轻,便没有足够重视这件事,总是隔三岔五地忘记吃药,也没有认真改变饮食和运动习惯。

陈先生平时喜欢吃重口味的食物,且工作忙碌,生活作息不规律,几乎没有运动习惯。加上时常忘记吃药,陈先生的血压十分不稳定,有时候血压还正常,有时候会升高到160/100 mmHg。

陈先生并没有感到明显的不适,因此他仍未足够重视,继续间歇性服药,认为只要偶尔测量一下血压就行了。1年前,陈先生出现了头晕、胸闷和心悸的症状,但他以为这些症状是工作压力大引起的,没有与高血压联系起来。直到有一天,他在办公室突然感到剧烈头痛、半边身体麻木,随后晕倒在地。同事立刻将他送往医院,医生诊断为急性缺血性中风(脑卒中)。

经过紧急治疗,陈先生的生命得到了挽救,但他的肢体出现了明显的偏瘫,左手和左腿的活动能力大幅减弱。医生告诉他,因为他长期未能有效控制血压,导致脑血管硬化、狭窄、阻塞,最终引发了这次中风。

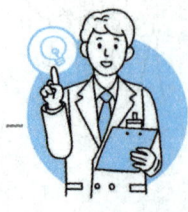

快问快答

问 高血压患者,一定会得并发症吗?

答:不一定。

高血压患者并不一定会发展出并发症，但长期未得到控制的高血压会显著增加出现并发症的风险。高血压是一种慢性疾病，如果血压长期得不到良好管理，会对心、脑、肾、眼等重要器官造成损害，导致严重并发症。但如果能够通过有效治疗和建立健康的生活方式，将血压控制在合理范围内，许多并发症是可以预防或延缓的。

1. 心血管系统并发症

长期高血压会导致冠状动脉硬化，增加患冠心病、心力衰竭、动脉粥样硬化等心血管疾病的风险。

高血压可导致动脉壁结构损伤，增加患动脉瘤和夹层的风险。动脉瘤一旦破裂，可能危及生命。

2. 脑部并发症

高血压是导致脑卒中，也就是我们平时所说的中风的首要危险因素。长期高血压可导致脑血管破裂，引发出血性中风；也可能导致血管狭窄或血栓形成，引发缺血性中风。

长期高血压可能引发脑供血不足，加速脑萎缩，影响认知功能，增加患痴呆的风险。

3. 肾脏并发症

高血压还会导致肾小动脉硬化，损害肾功能，逐渐诱发慢性肾病。血压长期控制不佳，可导致肾功能衰竭，最终可能需要透析治疗。

4. 眼部并发症

高血压会损伤眼底小血管，导致视网膜出血、渗出，严重时可能导致视力下降甚至失明。

当然，并不一定每位高血压患者都会出现并发症，长期稳定控制血压是预防并发症的关键。如果高血压患者能够长期将血压控制在合理范围内（如 120/80～140/90 mmHg），可显著降低并发症的发生风险。

及早发现高血压并进行干预也非常重要。如果在高血压早期就开始调整生活方式并遵医嘱服用降压药物，可以防止或延缓对血管、心脏、肾脏等器官的损伤，降低并发症的发生概率。

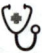 科学降压：高血压衣食住行健康管理

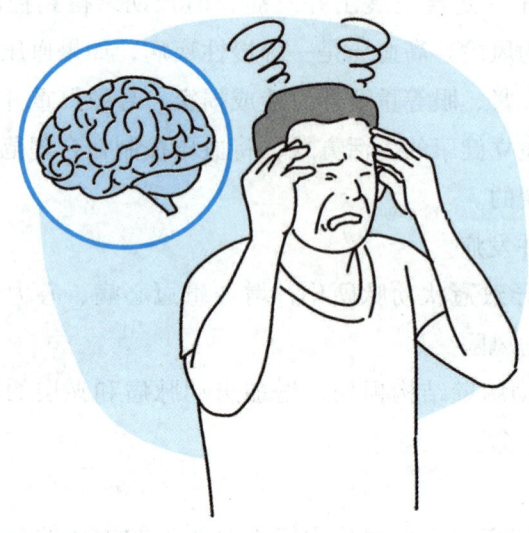

知识拓展

脑卒中

脑卒中又名中风或脑血管意外，是一种突然起病的脑血液循环障碍性疾病，临床表现以猝然昏倒、不省人事或突然发生口眼歪斜、半身不遂、舌强言塞、智力障碍等为主要特征。

中风包括缺血性中风（短暂性脑缺血发作、动脉粥样硬化性血栓性脑梗死、脑栓塞）、出血性中风（脑出血、蛛网膜下腔出血）、高血压脑病和血管性痴呆四大类。

哪几种并发症常常结伴而行?

李先生,今年65岁,10年前被诊断为高血压。最初,他的血压在150/95 mmHg左右,医生建议他服用ARB类降压药,并保持低盐饮食和定期运动。然而,李先生并未严格遵从医生的建议,依然摄入重口味食物,缺乏运动。虽然在断断续续地服用降压药,但血压常常波动不定,工作压力大时,血压甚至能飙升至160/100 mmHg。

5年前,李先生因为体重增加和饮食不当,被诊断为2型糖尿病。医生警告他,糖尿病和高血压共同存在会增加心脏、肾脏和血管的负担,必须严格控制血糖和血压。然而,李先生依然缺乏自律,时常忘记按时服药,结果血糖和血压都控制不佳。

3年前,李先生开始出现气短、胸闷的症状,这些症状在上楼梯或稍微用力活动时尤为明显。他认为这是年龄增大导致的体力下降,便没有太在意。直到某次在爬楼时,李先生突然感到胸痛、呼吸困难,便立即被送往医院急诊。医生诊断出他患有早期心力衰竭,原因是高血压和糖尿病共同导致心脏长期负荷过重。

医生解释说,长期的高血压促使心肌增厚,心脏泵血功能下降;糖尿病则进一步加剧了动脉硬化,使心脏供血变得更加困难。医生指出,李先生必须立刻加强对血压和血糖的管理,否则心力衰竭会进一步加重,甚至还会使其他器官受损。

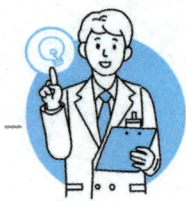

快问快答

问 高血压常常和哪几种并发症结伴而行？

答：冠心病、中风、肾衰竭、视网膜病变等。

高血压是许多心脑血管疾病的主要危险因素，它不仅影响血压本身，还对心脏、脑、肾脏、眼睛等重要器官会产生广泛的影响，因此一些并发症常常结伴而行，它们同时发生或相互促进，形成一种恶性循环。

1. 动脉粥样硬化与周围动脉疾病

高血压促使脂质在动脉壁沉积，血管内膜增厚，形成粥样硬化斑块，导致动脉管腔狭窄或闭塞，增加心脏、脑部和其他器官供血不足的风险。

高血压不仅影响心脑血管，也影响四肢和其他部位的周围血管，导致四肢血液供应不足，表现为间歇性跛行、腿部疼痛、麻木等症状。

动脉粥样硬化会同时影响多条动脉，包括冠状动脉（心脏）、颈动脉（脑部）和下肢动脉（周围动脉），使患者同时面临多种并发症的风险。

2. 中风与认知功能障碍

中风（脑卒中）：高血压导致脑动脉硬化，可能造成脑血管破裂，引发出血性中风；也可能形成血栓，造成脑供血不足，引发缺血性中风。

很多人认为中风是可以恢复的，但中风多少会损伤大脑血管，导致慢性脑缺血和脑细胞损伤，进而造成认知功能下降，表现为记忆力减退、思维缓慢，甚至引发血管性痴呆。

3. 肾脏病与心脏病

慢性肾病（CKD）：高血压长期损害肾脏小动脉，会导致肾小球硬化、肾功能下降，进而引发慢性肾病。肾脏是调节血压和体内液体平衡的重要器官，肾功能不全会进一步加重高血压。

肾功能下降还会导致水钠潴留，使心脏负担加重，增加心力衰竭的风险。同时，肾功能不全也常伴有动脉硬化，进一步增加患心脏病的风险。

4. 视网膜病变与脑卒中

高血压会导致眼底血管硬化、狭窄，损伤视网膜，可能会引起视网膜出血、渗出，严重时可导致视力下降甚至失明。

由于高血压同时作用于全身动脉，脑部血管与视网膜血管的病理改变往往相似。高血压导致的脑动脉硬化、血管破裂或堵塞，直接引发中风。

研究发现，高血压性视网膜病变患者的中风风险更高，因为两种病变反映了全身动脉系统的广泛受损，尤其是小血管的病理损害。

5. 糖尿病与高血压相关并发症

糖尿病和高血压常常同时存在，两者的合并增加了心、脑、肾等器官受损的风险。高血压会加速糖尿病患者的动脉粥样硬化，增加患冠心病、脑卒中的风险；糖尿病则进一步损害肾功能，加重高血压引发的肾病和视网膜病变。

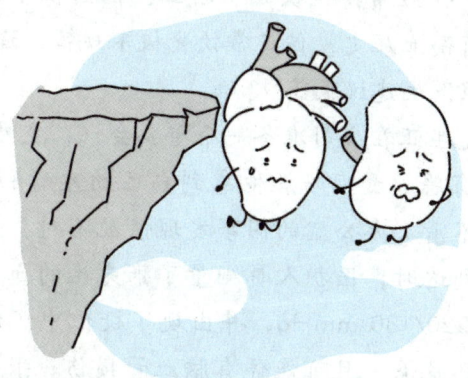

知识拓展

心肾综合征

心肾综合征是指心脏和肾脏中某一器官发生急、慢性功能异常，从而导致另一器官急、慢性功能异常的综合征。心脏和肾脏同为人体的重要脏器，心、肾疾病可相互影响。高血压会同时损害心脏和肾脏功能，肾病会加重心脏负担，心脏病恶化则进一步影响肾脏供血，二者形成恶性循环。

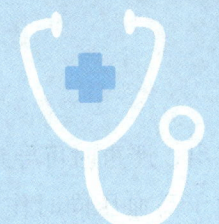

出现高血压危象怎么办？

张先生，55岁，是一家公司的中层管理人员，平时工作压力很大。最近几周，他经常感到头痛、眩晕，但因忙于工作，未曾前往医院检查。他有高血压史，但日常饮食极不规律，还经常熬夜加班，并没有严格按照医生建议服药。

一天，张先生正在公司准备一个重要会议，突然感到剧烈头痛，视线模糊，伴有恶心和呕吐。他感到自己的左臂和左脸逐渐麻木，甚至一度言语不清。办公室的同事发现情况不对，立即拨打了急救电话。救护车到达时，医护人员测量了张先生的血压，发现他的血压已经飙升至220/130 mmHg，并出现了疑似中风的症状。医生初步判断为高血压危象，且可能伴有脑血管损伤。张先生被迅速送往医院，在急诊科接受了降压治疗。

经过抢救，张先生的血压逐渐回落至安全范围，但脑部损伤已经造成，他还需要接受很长一段时间的康复治疗，来恢复言语和肢体的正常功能。

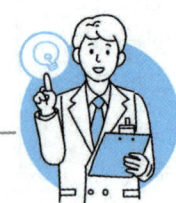

快问快答

问　什么是高血压危象？出现高血压危象该怎么办？

答：高血压危象是指血压突然显著升高，并伴有器官损伤或潜在的器官损伤的紧急医学状况。出现高血压危象时必须及时就医。

07 并发症和特殊人群的那些事

高血压危象在临床上是一种特殊的病症，它发生在有高血压基础病的人群中，当这类人群遭受精神创伤、寒冷刺激等情况，或过度疲劳时，周围小动脉会发生暂时性痉挛，血压急剧升高，表现为剧烈头痛、心动过速、面色苍白、神志不清、恶心呕吐、呼吸困难等，同时会给患者机体器官造成不可逆的损伤。当患者发生高血压危象，身边人必须及时将患者送医抢救，否则将危及生命。

1. 急速降压

出现高血压危象时，第一要务就是尽快降压，要在数分钟（最长不超过 1 小时）内将动脉压下降 25%，而后在 2 小时（最长不超过 6 小时）内将血压降至 160/110 mmHg，并在 24 小时（最长不超过 48 小时）内将血压控制在正常范围。

2. 持续监测

当机体重要器官遭受高血压影响时，医护人员需要密切监测患者各器官的功能，及时修复和重建。

高血压患者平时应谨遵医嘱，严格管理血压，避免过劳、寒冷刺激或情绪激动，这样才能防止出现高血压危象。

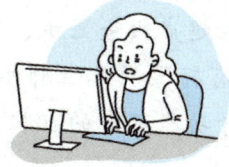
过度疲劳

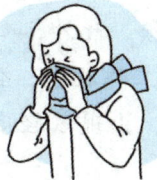
寒冷刺激

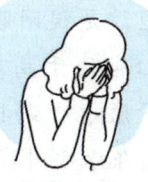
情绪失控

知识拓展

高血压急症和亚急症

高血压急症和高血压亚急症是高血压危象的两种类型。高血压急症是指血压升高到极高水平（通常超过 180/120 mmHg）并导致急性器官损伤，如心脏、脑、肾脏或视网膜的损伤。高血压亚急症则没有明确的器官损伤迹象，但因为常常来势汹汹，所以仍需密切监测和逐步降低血压。

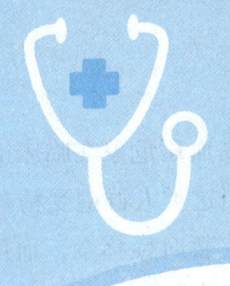

高血压为什么会出现恶性急症？

李先生，48岁，5年前被诊断为高血压，血压控制稳定后就不那么在意了，也不再定期复查。直到有一天，李先生在参加公司的一次重要会议时，突然感到剧烈的头痛，伴视力模糊和恶心呕吐，他试图休息片刻，但症状越来越重。同事们见他脸色发白、出汗不止，便拨打了急救电话。

李先生被送往医院急诊科时，血压已飙升至210/130 mmHg，处于恶性高血压状态。通过进一步检查，医生发现他已经出现了眼底出血，应该是视网膜受损。此外，心脏超声检查显示，他的左心室肥大，心脏处于高负荷工作状态，伴有轻微的急性肺水肿迹象。李先生的肾脏也受到损伤，出现了轻度肾功能不全的症状，尿液检查显示蛋白尿水平升高。

医生迅速为他注射了静脉降压药，以迅速降低血压，同时监测心脏和肾脏的功能，以防止血压骤降引发进一步的损伤。由于李先生出现了呼吸困难的症状，医生为他进行吸氧治疗，并在心电监护下密切观察他的心脏和肺部功能，防止发生急性左心衰竭。同时，医生还分析了他的肌酐水平和尿液，来判断肾脏受损程度，防止出现急性肾衰竭。

经过一系列急救措施，医生才将李先生从死亡边缘挽救了回来。

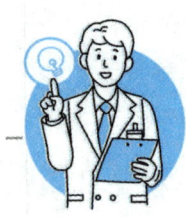

快问快答

问 高血压不是慢性病吗，为什么会出现恶性高血压？

答： 高血压控制不好就可能转为恶性高血压。

恶性高血压并不是所有高血压患者都会经历的情况，只有极少数患者会出现这种急性和严重的表现。但由于恶性高血压起病急、进展快、病情重，十分危险且预后不良，患者应当及早就医诊断，越早越好。

恶性高血压的一些症状可由患者自觉感知和判断，如剧烈头痛、进行性视力障碍，也就是双眼模糊、眼底视网膜出血或渗出等。高血压患者一旦出现这种症状，应当立即就诊，防止病情迅速恶化。

恶性高血压的致病因素有哪些？

1. 高血压长期得不到有效控制

一般来说，恶性高血压是由高血压长期得不到良好控制造成的，当心、脑、肾等器官血管广泛病变，尤其当小动脉发生病变时，高血压就会加重，形成恶性循环，从而致使血压急剧上升。

2. 并发症和多种危险因素

如果患者同时患有其他使血管变得更加脆弱的慢性疾病，如糖尿病、慢性肾病、动脉粥样硬化，恶性高血压发生的风险就会进一步增加。

肾脏病变是恶性高血压的常见诱因。肾功能不全导致的水钠潴留，使血容量增多，血压快速上升，进而加剧恶性高血压的发生风险。

3. 血压突然波动或药物依从性差

恶性高血压还可能由突然停止服用降压药或不规律服药引发。高血压患者如果擅自停药，可能会导致血压迅速反弹，尤其是当患者突然停用 β 受体阻滞剂等药物时，血压很可能会急剧上升，诱发恶性高血压。

另外，过度饮酒、摄入高盐食物、精神压力过大，也可能引发血压水平的急剧上升，进而诱发恶性高血压。

4. 特殊原因引发的高血压急症

一些少见但危险的疾病也容易引发恶性高血压，如肾动脉狭窄、嗜铬细胞瘤（肾上腺肿瘤）、皮质醇增多症等。这些疾病可能导致体内激素失调，迅速引发血压急剧升高，危及生命。

科学降压: 高血压衣食住行健康管理

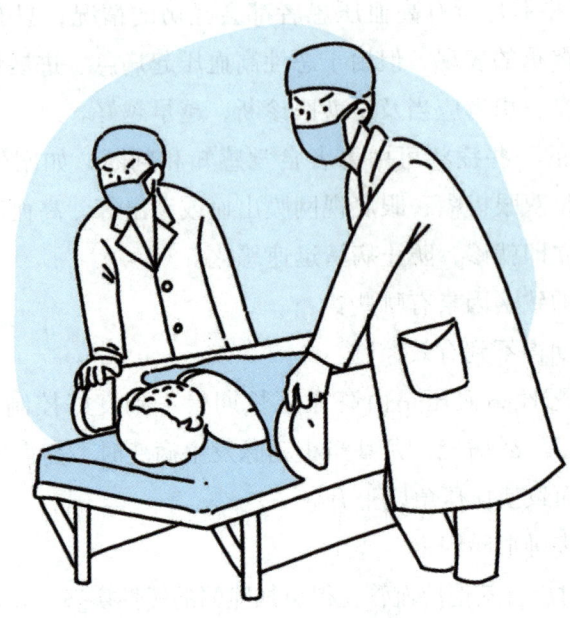

知识拓展

早期诊断和干预的重要性

恶性高血压是一种高度紧急的状况,尽早诊断和治疗至关重要。尽早干预可以阻止血压的进一步升高,减少器官的不可逆损伤,提高患者的生存率。医生通常会采用紧急降压药物,如静脉注射硝普钠、拉贝洛尔等药物,快速将血压降至安全范围。恶性高血压的患者需要立即住院治疗,并接受多学科的密切监护。

高血压合并糖尿病怎么办？

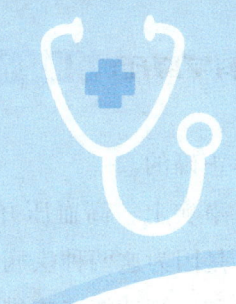

张女士，55岁，3年前确诊为高血压，两年前被诊断为2型糖尿病。之后，她一直通过饮食调整与口服降糖药（二甲双胍）和降压药控制病情，最初一两年，病情控制较为稳定。然而，由于工作繁忙，她常常忘记定期监测血糖血压，也不再像从前那样注意饮食了，结果体重逐渐上升。

最近几个月，张女士逐渐开始感到头晕、疲倦、口干，偶尔还出现夜间频繁起夜的现象。她以为这只是因为工作太累，没有引起重视。直到有一天，她在外出购物时突然感到胸闷、呼吸急促，甚至一度站不稳。朋友立即将她送往医院急诊。到达医院后，张女士的血压已经升至170/100 mmHg，血糖也高达14 mmol/L。经过进一步检查，医生发现她的糖化血红蛋白（HbA1c）已经达到了9%（远高于正常控制范围），这表示过去几个月她的血糖控制得一直很差。同时，张女士的尿检显示有明显的蛋白尿，提示她的肾脏已经受到损伤。医生还注意到她的胆固醇水平也有所升高，存在较高的心血管风险。

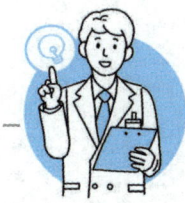

快问快答

问 高血压合并糖尿病患者该怎么办？

答：既要控制血压，又要控制血糖。

很多高血压患者在合并糖尿病后，会认为是高血压导致了高血糖，只要血压控制得好，血糖自然也就下去了，因此往往忽视对血糖的控制。这其实是不正确的。

事实上，高血压并不是引发糖尿病的原因，高血压和糖尿病经常合并出现，是因为这两种疾病往往有着共同的发病机制。两种病同时出现，会对内皮细胞和血管功能造成进一步损伤，随之而来的就是动脉硬化和动脉粥样斑块的形成，从而增加心血管事件的风险。因此，对于这样的患者，医生不但要注重血压控制，更要进行靶向治疗，同时要对多重危险因素进行综合干预。

高血压合并糖尿病的患者，应更严格控制血压，推荐控制在 130/80 mmHg 以下。可以选择的降压药物主要有以下几类。

ACEI/ARB 类药物：这类药物不仅可以有效控制血压，还具有保护肾脏的作用，是糖尿病合并高血压患者的首选药物。

钙通道阻滞剂：如氨氯地平等药物，可以扩张血管、降低血压，也是常用的降压药。

利尿剂和 β 受体阻滞剂：这类药物也可能被用于控制血压，但糖尿病患者使用时要谨慎，因为 β 受体阻滞剂往往能掩盖低血糖的症状。

糖尿病患者的空腹血糖应保持在 4.4～7.0 mmol/L 之间，餐后 2 小时血糖应控制在 10 mmol/L 以下，糖化血红蛋白（HbA1c）的目标为 7% 以下（对于老年患者可稍微放宽）。可选择的降糖药物：二甲双胍、SGLT2 抑制剂和 GLP-1 受体激动剂。这些新型降糖药不仅可以有效控制血糖，还能有益于心血管健康，特别适合合并高血压的糖尿病患者。

血糖控制困难的患者需要使用胰岛素，以更精确地控制血糖水平。

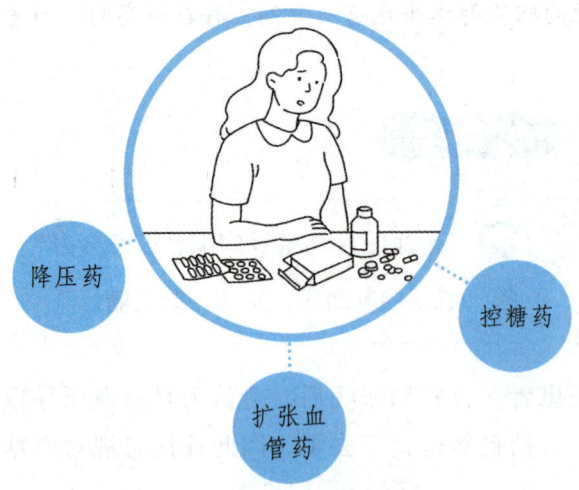

知识拓展

药物依从管理

高血压合并糖尿病的患者需要同时服用多种药物（如降压药、降糖药、调脂药等），这对患者的药物依从性提出了更高的要求。以下是对患者药物依从性管理的一些建议。

必须按时按量服药，不擅自停药或更改剂量。

定期复诊，确保药物方案的合理性，避免药物之间的相互作用。

对于药物的副作用，应及时告知医生，进行调整。

高血压合并慢性肾衰竭怎么办？

60岁的刘先生，10年前被诊断为高血压，多年来一直服用缬沙坦控制血压。由于没有很好地控制住血压，半年前，刘先生出现双下肢水肿的症状，尤其到了下午和晚上，鞋子都会变紧。晚上睡觉时，刘先生也感觉更加疲惫，有时候表现为呼吸困难，偶尔伴有胸闷和头晕的情况，但因为工作繁忙，刘先生一直没有去医院就诊，只调整了饮食，减少了盐分摄入。

最近，刘先生的症状逐渐加重，不仅双腿持续水肿，手指和脸部也开始出现轻微的浮肿。意识到问题的严重性后，刘先生终于前往医院检查。在医院急诊，医生发现刘先生的血压达到180/110 mmHg，并且血液检测结果显示血肌酐和尿素氮水平明显升高，尿液检查显示蛋白尿加重，这都说明刘先生出现了肾衰竭现象。由于水肿情况持续时间不短了，医生初步判断刘先生半年前就已经出现了慢性肾衰竭，如今已经进入更严重的阶段。

医生告诉刘先生，水肿是他高血压和肾衰竭加重的警示信号，这是因为肾功能减退，导致身体无法正常排出多余的水分和钠盐，进而引起体内液体潴留。肾脏无法有效滤出废物和水分，致使液体积聚在体内，特别是积聚在四肢和肺部。液体在肺部长期积聚，引发急性肺水肿，而这会进一步加重心脏负担。

07 并发症和特殊人群的那些事

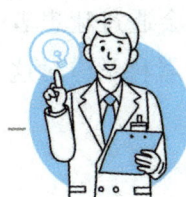

快问快答

> **问** 高血压合并慢性肾衰竭该怎么办？
> 答：接受肾衰竭治疗。

高血压合并慢性肾衰竭的患者面临更为复杂的病情管理。这两种疾病相互影响，形成恶性循环：高血压加重肾功能损害，而肾功能受损又会导致血压进一步升高。因此，这类患者的治疗目标不仅包括有效控制血压，还包括延缓肾功能恶化，预防心血管并发症。

1. 调整降压药剂，严格控制血压

对于存在蛋白尿的患者，把血压控制在 125/75 mmHg 以下，可以减轻肾脏的负担。ACEI/ARB 类药物可扩张血管、降低血压，减少肾脏内的血压负荷，减轻蛋白尿，保护肾脏功能。但晚期肾衰竭患者在使用这类药物时需要谨慎，必须在医生指导下进行，因为它们可能影响肾功能。

利尿剂（如呋塞米）有助于减轻水肿，降低血压，但需要根据肾功能调整剂量，防止电解质失衡。

2. 控制饮食，管理肾功能

患者应遵循低蛋白饮食原则，以减轻肾脏的负担。每日蛋白质摄入量应控制在 0.6～0.8 g/kg。同时，限制高钠食物的摄入，每天盐摄入量应低于 5 g，减少盐腌食品、加工食品、酱油等高钠食物的摄入，以防止高血压和液体潴留加重肾脏负担。

随着肾功能的下降，患者还可能会出现高钾血症，这对心脏功能非常不利。患者应限制高钾食物（如香蕉、橙子、土豆等）的摄入，并定期监测血钾水平。

3. 定期监测电解质和肾功能

由于肾衰竭患者容易出现电解质紊乱，如高钾血症、低钠血症等，患者应定期监测血液中的电解质水平，并在必要时咨询医生调整饮食和药物。同时，定期检查血肌酐、尿素氮、尿蛋白等肾功能指标，由医生评估病情进展。

如果患者出现高钾血症或其他电解质异常情况，医生可能会通过让患者调整饮食、利尿剂使用方案或推荐特定治疗（如透析），帮助患者科学应对这些问题。

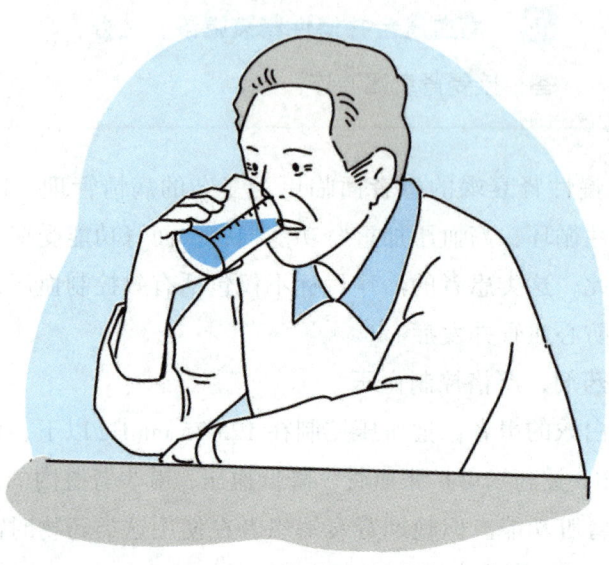

知识拓展

慢性肾衰竭患者怎样饮水

如果患者存在水肿情况，说明肾脏排泄水分的功能下降，大量饮水会导致高血容量，从而造成血压进一步升高，甚至引发肺水肿和心力衰竭。但慢性肾衰竭患者又不可以过分地限制水分摄入，否则容易导致血容量不足，加重肾衰竭。原则上说，如果患者当天尿量达 1000 mL 且没有出现水肿情况，说明前一天饮水量刚刚好。

高血压合并心力衰竭不能多喝水吗?

王先生患高血压 10 年,工作时没觉得有什么不适,但今年退休后时常感觉体力不支,尤其在爬楼梯时很容易就出现胸闷、气短的现象。王先生没有立即就医,只是认为这是上年纪后的正常反应,直到最近几个月,王先生的症状有所加重,出现双腿浮肿的现象。他在晚上睡觉时也常常因呼吸困难而惊醒,必须垫高枕头才能勉强入睡。

这天,王先生在外出散步时突然感到胸痛和严重的气短,无法继续行走,路人见状迅速拨打急救电话,将他送往医院急诊。医生立即为王先生进行检查,发现他的血压为 170/110 mmHg。心脏超声检查显示,王先生的左心室肥厚,心脏泵血功能明显下降,射血分数(EF)为 40%,低于正常水平。结合他的症状和检查结果,医生确诊他患有高血压性心力衰竭。

在询问了王先生平时的饮食习惯后,医生发现王先生饮水量过多。原来,自从退休后,王先生闲来无事,每天与朋友喝茶聊天,饮水量确实过大。医生解释说,由于心脏泵血功能减弱,过量饮水就会导致体内多余的液体无法有效排出,导致肺水肿和下肢水肿,从而进一步给心脏造成负担。

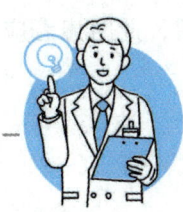

快问快答

问 高血压合并心力衰竭,不能多喝水吗?

答:不能。

患者在心力衰竭的情况下，心脏的泵血功能下降，不能有效地将血液泵入身体的其他部位。这会导致血液和其他液体在体内积聚，尤其是积聚在肺部、腹部和下肢等区域，造成肺水肿、下肢水肿，使患者出现呼吸困难、疲倦、腿部肿胀等症状。

如果摄入过多的水分，体内的血容量会增加，从而加重心脏的工作负担，导致心力衰竭症状进一步恶化。尤其是合并高血压的患者，由于血管压力本来就很高，过多的水分会使血压进一步上升，增加心脏负担，诱发或加重急性心力衰竭。

心力衰竭患者过量饮水可能形成恶性循环：摄入过多水分→体液积聚→心脏负荷增加→心力衰竭恶化→肾功能进一步减退→更加难以排出液体→液体继续积聚，最终加剧病情恶化。

高血压合并心力衰竭患者如何管理液体摄入？

心力衰竭患者通常被建议限制每日液体摄入量，具体的液体摄入量应根据病情轻重和个人体质来调整，通常来说可遵循以下标准。

轻度心力衰竭患者：每日液体摄入量应控制在 2 L 以内。

中至重度心力衰竭患者：每日液体摄入量应控制在 1.5 L 以内（这里的液体摄入量包括每日所有饮料、汤和食物中的水分）。

医生会根据患者的病情、体重、尿量和肾功能来调整适合患者的液体摄入量。患者的体重突然增加或尿量减少，往往是体内水分潴留的信号，此时患者需要进一步限制液体摄入量。

利尿剂是治疗心力衰竭的常用药物，可以帮助排出多余的水分，减轻液体潴留带来的症状，降低心脏负担。常见的利尿剂包括呋塞米、氢氯噻嗪等。患者在使用利尿剂期间，须每天监测体重，以观察体液的变化。如果体重在短时间内突然增加（如 2 天内增加 2 kg），可能提示体内水分潴留，此时患者应及时联系医生调整利尿剂剂量。

07 并发症和特殊人群的那些事

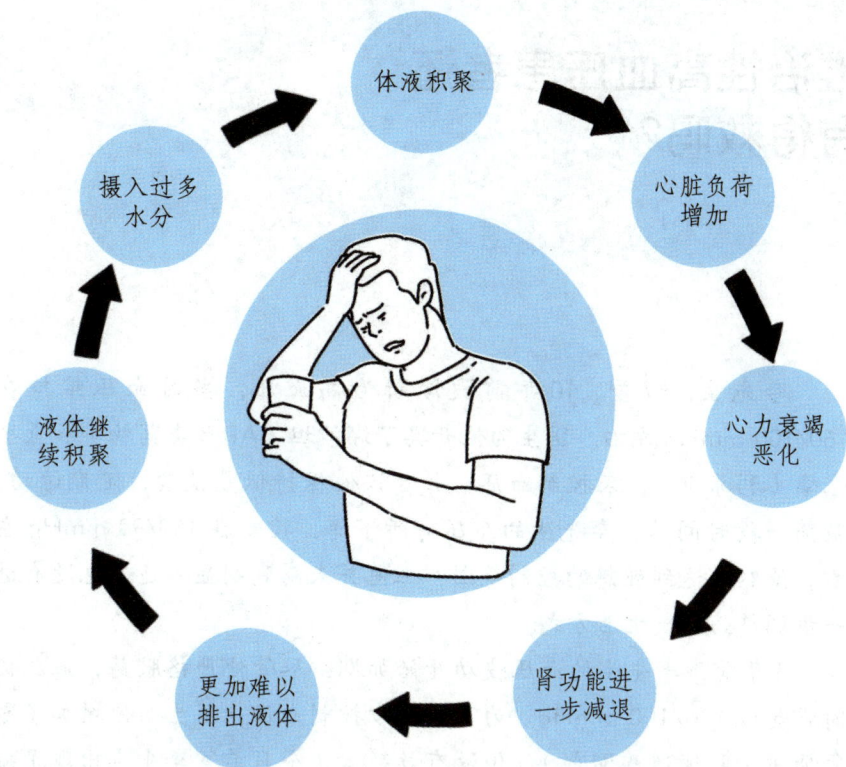

知识拓展

高血压患者一定会得并发症吗？

不一定。正常高值或没有明显症状的新发高血压患者通常不会伴有并发症，如果能及时调整生活方式，是有可能逆转病情的。即使是高血压患者，如果能有效调控血压（药物和非药物方式），也能减少并发症的发生；如果能一直稳定控制血压，也可以做到一辈子不出现并发症。

难治性高血压患者还有得救吗？

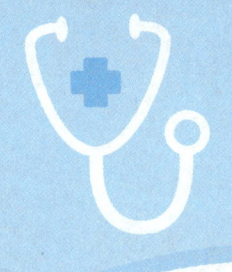

　　李先生，57岁，10年前被诊断为高血压，当时血压维持在160/100 mmHg左右。医生为他开具了缬沙坦（ARB类药物）和氢氯噻嗪（利尿剂），来控制血压，并建议他保持低盐饮食，定期运动。服药一段时间后，李先生的血压有所下降，控制在150/90 mmHg左右。虽然未达到理想的控制范围，但他并未感到明显不适，也没有进一步调整药物或生活方式。

　　3年前，李先生的血压波动开始加剧，尽管他严格服药，血压仍时常超过170/100 mmHg。为了进一步控制血压，医生为他增加了氨氯地平（钙通道阻滞剂），但没有效果。几个月前，李先生出现了持续性头痛，每天早晨起床时感到特别疲惫、精神不振，白天工作时常常感到极度疲劳。他多次自测血压，结果均超过180/110 mmHg，即使在服用了3种降压药的情况下，血压仍然没有显著下降。李先生因此前往医院做进一步检查。

　　经询问，医生发现李先生严格遵循低盐饮食的原则，每日盐摄入量控制在5g以内，并坚持进行轻度的有氧运动，饮酒、吸烟等不良习惯也早已戒除，也没有药物依从性差的问题，但血压就是降不下来。对于这种难治性高血压，医生的建议是做进一步检查，看是否存在未发现的致病原因。

07 并发症和特殊人群的那些事

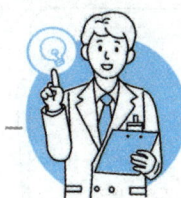

快问快答

问 难治性高血压患者还有得救吗？

答：找到难点，就有得救。

难治性高血压也称为顽固性高血压，是指患者在采取了 3 种或 3 种以上不同类别的降压药治疗的情况下，仍然无法将血压控制在 140/90 mmHg 以下且血压仍然持续升高的现象。

对于难治性高血压，难点在于寻找致病因素。一些难治性高血压的患者可能患有某种继发性高血压，即由其他基础疾病引起的高血压，举例如下。

肾动脉狭窄：肾脏供血不足导致肾脏释放过多的激素，增加血压。

嗜铬细胞瘤：一种罕见的肾上腺肿瘤，会分泌过量的肾上腺素，导致高血压。

原发性醛固酮增多症：肾上腺分泌过多的醛固酮，导致体内钠潴留和血压升高。

阻塞性睡眠呼吸暂停综合征（OSA）：夜间睡眠中呼吸中断，导致血压波动和高血压加重。

甲状腺或副甲状腺功能异常：激素紊乱会导致高血压。

医生通过详细的排查、诊断，找到导致血压难以控制的根本原因后，可对症调整药物，或根据患者具体情况制定个性化治疗方案（必要时可手术干预），通常是可以取得良好效果的。因此，虽然难治性高血压可能较难控制，但绝大多数患者在医生的指导下仍有希望实现血压的有效管理，从而减少心血管并发症的风险，提高生活质量。

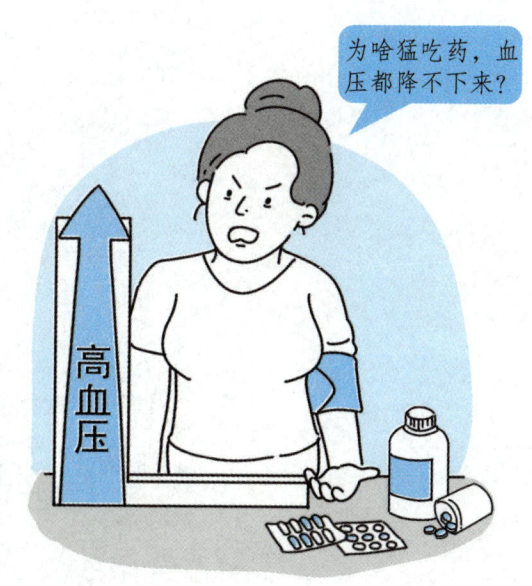

知识拓展

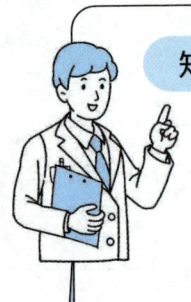

什么是反式脂肪酸?

反式脂肪酸有天然和人工两种形式,不过食物(如牛乳)中天然反式脂肪酸仅占脂肪酸总量的 2%～5%。人体摄入的大部分反式脂肪酸来自人为制造,即植物油在长时间高温加热过程中产生的,包括薯条、甜甜圈等煎炸和烘烤食品。反式脂肪酸摄入过多会加速动脉粥样硬化,增加心脑血管疾病的风险。因此,世界卫生组织建议每天摄入的反式脂肪酸不应超过总能量摄入的 1%。

妊娠期高血压会伴随终身吗？

刘女士，35岁，第一次怀孕，目前已经进入孕晚期，怀孕前身体状况一直良好，没有高血压病史。然而，在怀孕28周的例行产检中，医生发现她的血压达到了145/95 mmHg，被诊断为妊娠期高血压。起初，刘女士并没有感到明显的不适，但医生建议她进行严格的血压监测，并嘱咐她控制饮食，减少盐分摄入，增加休息时间。

随着孕期的推进，刘女士的血压逐渐上升，到了32周时，她的血压已经达到了150/100 mmHg。为了防止进一步恶化，医生为她开具了拉贝洛尔等安全的降压药，并提醒她尽量卧床休息，避免过度劳累和情绪波动。

尽管采取了这些措施，刘女士依然担心自己的健康状况，担心自己的血压在生产后也降不下来，甚至可能会发展成高血压，不得不长期依赖降压药。

"如果我的血压永远都降不下来，那我该怎么办？是不是这辈子都要靠吃药了？"刘女士向家人和医生表达了她的焦虑，并请求住院观察。住院期间，医生对她的情况进行了详细评估，血液和尿液检查显示她没有明显的蛋白尿或其他子痫前期的风险。医生向她解释说，尽管她的血压较高，但仍属于妊娠期高血压，大部分妊娠期高血压患者在分娩后数周内血压会恢复正常。

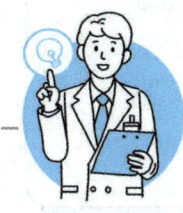

快问快答

问　妊娠期高血压会伴随终身吗？

答：一般不会。

妊娠期高血压，也称为妊娠相关高血压，通常指孕妇在怀孕 20 周后首次出现高血压（血压升高达到 140/90 mmHg 及以上）。妊娠期高血压分为不同类型，包括妊娠期高血压、子痫前期和高血压合并妊娠等。很多女性会担心，妊娠期高血压是否会伴随终身。实际上，妊娠期高血压是否会伴随终身取决于具体类型和个体的健康情况。

大多数情况下，妊娠期高血压不会伴随终身，通常在产后数周至数月内，随着激素水平恢复正常而病情消退。但患有妊娠期高血压的女性确实面临较高的长期高血压等心血管疾病风险，需要长期监测和预防。

同时，不排除有的患者在怀孕前已经患有高血压但本人并不知晓的情况，这类患者在怀孕后可被诊断为高血压合并妊娠。这些女性的高血压病情在产后往往不会消退，需要持续的药物治疗和血压管理。妊娠期可能加重高血压的病情，并增加患并发症的风险。

因此，即使产后血压恢复正常，女性患者仍然需要定期监测血压：建议每年进行一次血压检查，尤其是在未来几年内，定期监测可以帮助患者及早发现高血压；如果计划再次怀孕，建议在怀孕前咨询医生，进行心血管评估，确保血压处于可控状态；未来怀孕期间应进行密切的血压监测，预防妊娠期高血压再次发生。

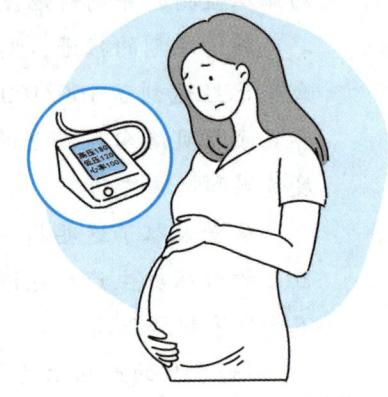

知识拓展

适当的心理干预

妊娠期高血压患者容易担心自身的健康和胎儿的发育情况，并为此感到焦虑，而这种焦虑会进一步引起血压升高。因此，妊娠期高血压患者可接受适当的心理干预，进行心理咨询或一些放松身心的训练，从而减轻焦虑情绪，促进身心恢复。

后　记

在医学领域，高血压被视为一种由多种因素引发的慢性疾病，是心血管疾病的主要危险因素之一。高血压对心脏、脑、肾等重要器官有长期的损害作用，是心肌梗死、脑卒中、肾功能衰竭等严重并发症的主要诱因。

在医学上，高血压是指在多次测量中，收缩压 ≥ 140 mmHg，舒张压 ≥ 90 mmHg 的情况。现代医学将高血压分为原发性和继发性两种类型，其中原发性高血压占 90% 以上，这一类高血压病因复杂，医学领域目前无法给出明确的发病原因且无法根治，因此便把这一类高血压称为原发性高血压。目前可以确定的是，原发性高血压多数与遗传和环境因素有关；继发性高血压通常由其他疾病（如肾病、内分泌疾病）引起。

其实，高血压这种疾病本身并不算高危疾病，但它的危险系数除了与血压水平相关外，还与患者的年龄、性别、生活习惯、糖尿病史、心血管疾病家族史等因素相关。年龄越大、不良生活习惯越多的患者，如果不注意控制血压，就容易招致多种并发症，这时，高血压这种疾病的危险系数就无限升高了。所以，尽管高血压是一种常见的慢性疾病，患者也不能疏忽大意，而是需要长期管理和干预。确诊后，患者应当以理性的态度对待疾病，而不应过度焦虑或消极，高血压虽不能完全治愈，但通过持续的管理和治疗可得到有效控制。这种乐观心态有助于患者积极配合治疗，从而降低出现并发症的风险。

患者首先要对高血压这种疾病有一个全面而正确的认知，所谓"知己知彼，百战不殆"，充分了解它，才能有条不紊地对症下药，才能科学地管理和防治，而这个过程也能帮助患者缓解心理压力，减少焦虑和情绪波动对血压的影响。

一、高血压的病因

遗传因素在高血压的发病机制中占据重要位置。根据大量的流行病学研究，高血压具有明显的家族聚集性，这意味着当家族中存在高血压患者时，其后代患病的风险较高。

1. 遗传因素

（1）高血压的家族聚集性

高血压的家族聚集性主要体现在发病风险的增加。如果父母一方患有高血压，子女患上高血压的概率会大幅上升；而如果双亲都患有高血压，子女的患病风险更高。这种家族聚集性表明，高血压已经刻在了患者的基因序列中，并通过繁衍被遗传。

（2）多基因遗传特点

高血压并非由单一基因突变引起，而是受多个基因的共同影响。这些基因涉及血压调控的多种机制，包括与肾素－血管紧张素－醛固酮系统（RAAS）、交感神经系统、钠代谢、血管内皮功能等相关的基因变异。这种多基因遗传模式导致了高血压在不同患者中的表现有所差异。

（3）遗传与环境的交互作用

虽然高血压具有遗传倾向，但它的发生并非完全由遗传决定，环境因素也起到重要作用。对于有高血压家族史的人群来说，如果生活方式不健康，如高盐饮食、缺乏锻炼、承受压力过大等，遗传易感性和环境风险因素的叠加会显著提高患病风险。这种遗传与环境的交互作用，使高血压的发生更具复杂性。

那么，有高血压家族史的人一定会得高血压吗？其实也未必。虽然遗传因素在高血压的发病中起到了重要的"先天"作用，但通过建立健康的生活方式和定期监测，"后天"干预完全可以起到预防和控制的效果。比如，人们可以借助基因检测技术进行遗传咨询，这样可以识别高风险个体，并为个体制定出个性化的干预措施，包括饮食方面、运动方面、体重方面等。

2. 环境因素

即便没有高血压家族病史的人也依然有可能会得高血压，这是因为环境因素在高血压的致病因素中起着非常重要的作用。环境因素多指不良的生活方式，包括饮食、运动、情绪等方面。

(1) 高盐饮食

盐摄入过多被认为是引起高血压的重要风险因素之一。

盐的主要成分是氯化钠，摄入过多会使血容量增加。当血液中钠离子浓度升高时，身体为保持渗透压平衡会让水分进入血管，导致心脏需更大力量推动血液循环，血管壁压力就会增大，血压就高了。高盐饮食还会慢性损害血管内皮功能，抑制血管内皮细胞合成和释放血管舒张因子（如一氧化氮），同时促进血管收缩因子（如内皮素）的释放，影响血管正常功能。

盐吃多了也会对肾脏造成负担，使体内钠含量升高，抑制肾素分泌，从而激活肾素-血管紧张素-醛固酮系统，使血管紧张素Ⅱ生成增加、醛固酮分泌增多，血管收缩，水钠潴留，血压升高。

(2) 过量饮酒

血管内皮细胞具有调节血管张力、维持血管通透性等重要功能。酒精会对血管内皮细胞产生直接的毒性作用，导致内皮细胞损伤。

长期过量饮酒会影响内皮细胞对一些血管活性物质的合成和释放，如一氧化氮（NO）和内皮素（ET）等。一氧化氮是一种重要的血管舒张因子，它能够使血管平滑肌松弛，从而扩张血管，降低血压。而内皮素则是一种强烈的血管收缩因子，它能够使血管收缩，血压升高。过量饮酒会导致一氧化氮的合成减少，增加内皮素的释放，从而使血管收缩，血压升高。

交感神经系统是人体自主神经系统的一部分，它在调节心血管功能方面发挥着重要作用。当身体摄入过量酒精时，交感神经系统会过度兴奋，从而导致心率加快、心肌收缩力增强，使心输出量增加。同时，交感神经系统兴奋还会使血管收缩，外周阻力增加。心输出量增加和外周阻力增加都会导致血压升高。

过量饮酒会影响脂质代谢，导致血液中胆固醇、甘油三酯等脂质成分升高。这些脂质成分会沉积在血管壁上，形成动脉粥样硬化斑块，使血管壁增厚、变硬，管腔狭窄。血管壁病变会导致血管弹性降低，顺应性下降，从而使血压升高。此外，动脉粥样硬化斑块还容易破裂、脱落，形成血栓，阻塞血管，导致心脑血管疾病的发生。

（3）缺乏运动

缺乏运动也是高血压的致病因素之一。这是因为运动能有效促进机体代谢，身体如果长期缺乏运动，就会变成低代谢体质，也就是消耗的能量减少，多余的能量会以脂肪的形式储存起来，导致肥胖。肥胖会导致体内激素水平失衡，例如，会使胰岛素抵抗增加，进而影响血糖和血压的调节。同时，肥胖还会增加心脏负担和血管阻力，从而使血压升高。

运动时，心脏会通过更努力地工作来为身体提供足够的氧气和营养物质，因此运动有助于增强心脏的收缩和舒张功能，提高心脏的泵血能力。长期缺乏运动，心脏的肌肉会逐渐变得松弛，收缩力减弱，心脏的泵血功能下降。为了维持身体的正常血液循环，心脏需要更大的压力来推动血液流动，从而导致血压升高。

（4）长期精神紧张

当身体处于精神紧张状态时，交感神经系统会被激活。交感神经系统是人体自主神经系统的一部分，它在应对压力和紧急情况时发挥着重要作用。如果交感神经系统长期保持兴奋状态，体内就会释放一系列激素，如肾上腺素、去甲肾上腺素等。这些激素会使心跳加快、心肌收缩力增强，从而使心输出量增加。同时，它们还会使血管收缩，外周阻力增加。心输出量增加和外周阻力增加都会导致血压升高。

3.疾病因素

继发性高血压与原发性高血压不同，前者常由多种疾病导致，如肾脏疾病、内分泌疾病、心血管疾病等。

（1）肾脏疾病

慢性肾小球肾炎、糖尿病肾病、慢性肾盂肾炎、多囊肾等疾病会损害肾脏的结构和功能，导致肾小球滤过率下降，水钠潴留，进而引起血容量增加和血压升高。肾动脉狭窄会使肾血流减少，激活RAA系统，导致血管紧张素Ⅱ生成增加，引起血压升高。肾动脉狭窄的原因主要包括动脉粥样硬化、纤维肌发育不良等。

（2）内分泌疾病

肾上腺皮质分泌过多的醛固酮，导致水钠潴留和钾排出增加，血容量增多，血压升高。患者常伴有低血钾症状。

起源于肾上腺髓质嗜铬细胞的肿瘤，会间断或持续地释放大量儿茶酚胺，如肾上腺素、去甲肾上腺素等，导致血压急剧升高，同时伴有头痛、心悸、多汗等症状。

库欣综合征患者也容易出现高血压，这是因为库欣综合征是由多种病因引起肾上腺皮质长期分泌过多糖皮质激素所产生的临床症候群。糖皮质激素可导致水钠潴留、促进血管紧张素原的合成等，从而引起血压升高。患者常表现为满月脸、水牛背、向心性肥胖等特殊外貌。

甲状腺功能亢进症也容易引发高血压。甲状腺激素分泌过多，加速机体新陈代谢，使交感神经兴奋性增高，导致心率加快、心输出量增加，进而引起血压升高。患者常伴有多汗、消瘦、心慌、手抖等症状。

（3）心血管疾病

主动脉缩窄是一种先天性心血管畸形，表现为主动脉局限性狭窄，导致血流受阻，上肢血压升高，而下肢血压降低或测不到。

大动脉炎是一种主要累及主动脉及其主要分支的慢性非特异性炎症，可导致血管狭窄或闭塞，引起相应部位的血流减少和血压异常，常表现为上下肢的血压差异。

（4）神经系统疾病

脑肿瘤、脑出血、脑梗死等疾病引起颅内压升高时，可通过神经反射机制使血压升高，以维持脑灌注压。不过这种高血压通常是暂时的，随着颅内压的降低，血压可能会恢复正常。

阻塞性睡眠呼吸暂停综合征也可引发高血压。这是一种常被忽视的疾病，患者在睡眠过程中反复出现呼吸暂停或呼吸变浅，导致睡眠质量下降，白天嗜睡。长期睡眠呼吸暂停可引起交感神经兴奋、RAA系统激活以及氧化应激反应增强等，进而导致血压升高。

4. 药物因素

一些药物也能引发高血压，患者如果不知情，就可能会让高血压不知不觉找上门。

（1）激素类药物

长期大量使用泼尼松、地塞米松等糖皮质激素类药物可能导致水钠潴留，增加血容量，激活RAA系统，使血压升高。

一些口服避孕药中含有雌激素成分，部分女性在服用后可能会出现血压上升的情况，这与雌激素导致的水钠潴留以及对血管平滑肌的直接作用有关。

（2）非甾体抗炎药

阿司匹林：虽然小剂量阿司匹林常用于预防心血管疾病，但大剂量或长期使用可能会影响血压。它能抑制前列腺素的合成，导致血管收缩和水钠潴留，进而使血压升高。

布洛芬：常用于缓解疼痛和炎症，但也可能引起血压波动。布洛芬的作用机制与阿司匹林类似，也是通过影响前列腺素的代谢来发挥作用的。

（3）血管收缩剂

肾上腺素：常用于急救和治疗某些疾病，但它会直接作用于血管平滑肌，使血管收缩，从而导致血压升高。

去甲肾上腺素：与肾上腺素类似，也是一种强烈的血管收缩剂，可引起血压明显升高。

（3）免疫抑制剂

环孢素：常用于器官移植后的免疫抑制治疗，但它可能会引起高血压。

他克莫司：也可能导致血压升高，尤其是在高剂量使用或与其他可能升高血压的药物联合使用时。

（4）其他药物

用于治疗贫血的促红细胞生成素也可能会引起血压升高，这种情况多发生在治疗初期或剂量增加过快时。这与红细胞生成增加、血液黏稠度上升，以及血管阻力增大有关。

还有一些中药也有升高血压的作用，如甘草，甘草中含有的甘草酸等成分具有类似醛固酮的作用，长期大量使用可能导致水钠潴留，引起血压升高。

二、高血压的病理变化

高血压的病理变化主要涉及血管结构和功能的改变。长期高血压会导致血管壁增厚、管腔变窄、血管弹性降低等，进而引起心、脑、肾等靶器官的损害。

1. 血管壁增厚

长期高血压状态下，血管壁承受的压力持续增高。为了应对这种压力，血管平滑肌细胞会发生增生和肥大，同时细胞外基质（如胶原蛋白和弹性纤维）也会增多。这会使血管壁逐渐增厚，管腔相对狭窄。血管壁增厚不仅影响了血管的正常结构，还会进一步加重血压升高的程度。

管腔变窄会导致组织器官的血液供应减少，影响组织器官的正常功能。例如，心脏供血不足可能会引起心绞痛、心肌梗死等；脑部供血不足可能会导致头晕、乏力、记忆力减退等。

正常的血管具有一定的弹性，可以随着心脏的收缩和舒张而相应地扩张和回缩。长期高血压会使血管的弹性纤维断裂、胶原纤维增多，导致血管弹性降低。血管弹性降低使血管对血压的缓冲能力下降，心脏在收缩期射出的血液不能得到有效的缓冲，从而使血压波动更加明显。同时，血管弹性降低也会增加动脉粥样硬化的发生风险，进一步加重心脑血管疾病的危害。

2. 心脏损伤

为了克服高血压带来的外周阻力增加，心脏需要更加强劲地收缩才能将血液泵入全身各处。长期的高负荷工作会导致心肌细胞肥大和间质纤维化，使心脏的重量和体积增加，即心脏肥大。

心脏肥大在初期可能是一种代偿性反应，但随着病情的进展，心脏功能会逐渐下降，出现心力衰竭的症状，如呼吸困难、乏力、全身各组织器官的瘀血和水肿等。

3. 脑损伤

长期高血压会使脑内小动脉发生玻璃样变性和纤维素样坏死，血管壁变薄、脆性增加。当血压突然升高时，这些薄弱的血管容易破裂出血，引起脑出血。脑出血是一种严重的脑血管疾病，可导致患者出现头痛、呕吐、意识障碍、偏瘫等症状，甚至危及生命。

高血压引起的血管病变还包括动脉粥样硬化。动脉粥样硬化斑块会使血管狭窄、堵塞，影响脑部的血液供应。当脑部血管完全堵塞时，脑梗死就会发生。脑梗死会导致患者出现肢体瘫痪、言语障碍、感觉障碍等症状，严重影响患者的生活自理能力和社会功能。

4. 肾损伤

高血压会损伤肾脏的小动脉，导致肾小球硬化、肾小管萎缩和间质纤维化。这些病理变化会使肾脏的滤过功能下降，出现蛋白尿、血尿等症状。随着病情的进展，肾脏功能会逐渐恶化，最终发展为肾功能不全，出现水肿、少尿、贫血、高血压难以控制等症状，严重时患者需要接受透析或肾移植治疗。

三、高血压的诊断

高血压的诊断并非仅仅依赖单一的血压测量结果。依据《中国高血压防治指南 2010》，成人高血压的诊断标准为收缩压 ≥ 140 mmHg，或舒张压 ≥ 90 mmHg，并划分出 3 级诊断标准。

1 级高血压（轻度）：收缩压 140～159 mmHg 或舒张压 90～99 mmHg。

2 级高血压（中度）：收缩压 160～179 mmHg 或舒张压 100～109 mmHg。

3 级高血压（重度）：收缩压 ≥ 180 mmHg 或舒张压 ≥ 110 mmHg。

在实际诊断过程中，医生还会充分考虑患者的病史，如家族中是否有高血压病史、患者既往的疾病情况以及生活方式等。同时，患者的症状也具有重要参考价值，部分患者可能出现头痛、头晕、心悸、视力模糊等症状，但也有很多患者在早期没有明显症状。体征方面，医生可能会检查患者的心脏、血管、肾脏等器官的情况，例如，是否有心脏杂音、血管杂音、下肢水肿等表现。此外，必要的实验室检查也是不可或缺的，包括血常规、尿常规、肾功能、血脂、血糖等检查，这些检查可以帮助医生了解患者的整体健康状况，排查是否存在其他可能导致血压升高的疾病，如肾脏疾病、内分泌疾病等。综合患者的病史、症状、体征以及实验室检查结果，医生能够更加准确地判断患者是否患有高血压，并进一步评估高血压的严重程度以及可能对身体造成的危害，从而制定出个性化的治疗方案。

四、高血压的治疗

无论中西医，目前都没有可以根治原发性高血压的方法，因此，目前高血压的治疗目标主要是让血压达标，降低心脑血管病的发生率和死亡率。在这个过程中，虽然医生、药物的治疗很重要，但患者的自身管理比医生的治疗更重要。

1. 调整生活方式

高血压患者必须调整生活方式，这在高血压的治疗中起着至关重要的作用。对此，控制每天总热量摄入，将体重保持在正常范围是关键。肥胖是高血压的重要危险因素之一，过多的热量摄入会导致体重增加，进而加重心脏负担，使血压升高。患者通过合理控制饮食，减少高热量、高脂肪、高糖食物的摄入，增加蔬菜、水果、全谷物等富含膳食纤维食物的比例，可以有效控制体重，降低血压。

高血压患者应减少钠盐摄入，补充钙和钾盐，多摄入新鲜蔬菜和水果。高盐饮食会使血容量增加，导致血压升高。因此，高血压患者应减少食盐的摄入量，避免食用高盐食品，如咸菜、腌肉、加工食品等。同时，适当补充钙和钾盐可以促进钠的排泄，有助于降低血压。新鲜蔬菜和水果富含维生素、矿物质和膳食纤维，对血压的控制也有积极作用。

增加运动也是必不可少的一项措施。高血压患者可以通过散步、慢跑、打太极拳等中等活动量的有氧运动，增强心肺功能，改善血液循环，降低血压。运动还可以帮助控制体重，减少焦虑和压力，对心理健康也有益处。但高血压患者在运动时应注意循序渐进，避免过度劳累。

同时，高血压患者还应重视心理健康，正视疾病，减少精神压力，戒烟、限制饮酒，避免熬夜。听音乐放松心情、进行心理调节、参加社交活动等可以缓解精神压力，保持心理平衡。

2. 药物治疗

药物治疗是目前控制血压的重要手段。药物治疗需要根据不同病因采用不同药物，并遵循小剂量开始、优先选择长效制剂、联合使用、用药个体化四项原则。

小剂量开始是指在使用药物治疗时，应从较小的剂量开始，逐渐增加剂量，以避免出现低血压等不良反应。优先选择长效制剂是因为长效药物可以在较长时间内保持稳定的血药浓度，更加平稳地控制血压。联合使用是指在单一药物治疗效果不佳时，可以联合使用两种或两种以上的药物，以增强降压效果。用药个体化是指根据患者的具体情况，如年龄、性别、病情、合并症等，选择合适的药物和剂量，制定个性化的治疗方案。

常用药物包括利尿剂、β受体阻滞剂、钙通道阻滞剂、血管紧张素转换酶抑制剂和血管紧张素Ⅱ受体拮抗剂等。利尿剂通过促进钠和水的排泄，降低血容量，从而降低血压。β受体阻滞剂通过减慢心率、降低心肌收缩力、减少心输出量，从而降低血压。钙通道阻滞剂通过阻止钙离子进入血管平滑肌细胞，使血管扩张、血压降低。血管紧张素转换酶抑制剂和血管紧张素Ⅱ受体拮抗剂通过抑制肾素－血管紧张素－醛固酮系统，降低血压。不同的药物有不同的作用机制和适应证，医生会根据患者的具体情况选择合适的药物。

3. 其他治疗

继发性高血压是由某些特定的疾病引起的，如肾脏疾病、内分泌疾病、心血管疾病等。对于继发性高血压，积极治疗原发疾病很关键。只有针对原发疾病进行治疗，才能有效地控制血压。例如，对于肾实质性高血压，医生需要积极治疗患者的肾脏疾病，控制蛋白尿，保护肾功能；对于嗜铬细胞瘤引起的高血压，医生通常会采用手术切除肿瘤的治疗方案。

高血压急症是指血压突然显著升高，同时伴有心、脑、肾等重要靶器官功能不全的表现。出现高血压急症或高血压危象，医生需要迅速降低患者的血压，以减轻靶器官损害，如高血压脑病、脑出血、急性左心衰竭等。常用的降压药物包括硝普钠、硝酸甘油、乌拉地尔等。

对于高血压合并其他疾病的患者，医生需要综合考虑治疗方案。例如，高血压合并糖尿病的患者，除了控制血压外，还需要严格控制血糖，预防糖尿病并发症的发生；高血压合并冠心病的患者，需要同时接受抗血小板、调脂等治疗，以预防心肌梗死等心血管事件的发生。

高血压十分棘手，一旦得上就难以摆脱，患者需要做好打"持久战"的准备，而在这场漫长的战役中，没有谁能陪您走到最后，所以作为高血压患者，您能依赖的除了医生，就是您自己。要想将这场战争打得漂亮，患者必须做到正视疾病、接受疾病、知己知彼、主动配合、积极治疗。